A Cabala
da comida

Nilton Bonder

A Cabala da comida

Rocco

Copyright © 1999, 2010 by Nilton Bonder

Direitos desta edição reservados à
EDITORA ROCCO LTDA.
Rua Evaristo da Veiga, 65 – 11º andar
Passeio Corporate – Torre 1
20031-040 – Rio de Janeiro – RJ
Tel.: (21) 3525-2000 – Fax: (21) 3525-2001
rocco@rocco.com.br
www.rocco.com.br

Printed in Brazil/Impresso no Brasil

Preparação de originais
LUCAS TRAVASSOS TELLES

CIP-BRASIL. CATALOGAÇÃO NA PUBLICAÇÃO
SINDICATO NACIONAL DOS EDITORES DE LIVROS, RJ

B694c

    Bonder, Nilton, 1957-
    A cabala da comida / Nilton Bonder. - 1. ed. - Rio de Janeiro : Rocco, 2023.

    ISBN 978-65-5532-399-3

    1. Cabala. 2. Nutrição - Aspectos religiosos - Judaísmo. 3. Ética judaica. I. Título.

23-86807   CDD: 296.16
                                      CDU: 26-587

Gabriela Faray Ferreira Lopes - Bibliotecária - CRB-7/6643

O texto deste livro obedece às normas do Acordo
Ortográfico da Língua Portuguesa

Sumário

Prefácio 7
Introdução 9

I. A CABALA DA COMIDA 15
Lekabel – A arte de receber 17
Os mundos da alimentação 22
Três atitudes diante da alimentação 33

II. *SITRA ACHRA* – O OUTRO LADO 39
A saída do exílio – Hábito 41
Disputa entre a alma, o corpo e o intelecto – Quem é o
    impostor? 44
Ietser ha-rá – O mau impulso (O meio impulso) 50
A eliminação do mau hábito (*tshuvá*) 61

III. O HOLISMO RABÍNICO 67
Consciência da substanciação – *Bracha* 69
Consciência da essência energética dos alimentos – *Kashrut* 74
Consciência ecológica na alimentação 82
Consciência política na alimentação 94

IV. *TIKUN HA-GUF* – O ACERTO DO CORPO 97
Consciência do corpo e da matéria – O indivíduo como
    sagrado 99
Moderação na alimentação e noutras substâncias 106

V. *SHULCHAN ARUCH* – A MESA POSTA! 111
Prescrições rabínicas neste plano – Regras referentes ao
   bem-estar físico 117

VI. O GRANDE BANQUETE – O SUSTENTO 131

VII. O GRANDE BANQUETE – SAÚDE 137

Prefácio

Enquanto percorria o extraordinário texto de Nilton Bonder, procurava, como é hábito entre os escritores, uma palavra que sintetizasse a emoção desta leitura. Finalmente, encontrei-a: encanto. Sim, o texto me encanta, não se trata de um encanto simples, mas múltiplo, complexo. Como judeu, sinto-me encantado ao ver um rabino, jovem ainda, desvendar numa linguagem simples, e ao mesmo tempo poética, a milenar sabedoria do judaísmo, tomando como ponto de partida algo tão prosaico quanto é o alimento. Como escritor, encanta-me ver as metáforas que o tema propicia, a arte da metáfora tendo sido, como se sabe, levada à perfeição pelos mestres hassídicos. Como médico, encanta-me o inusitado da abordagem num assunto que quase sempre é árido. E, finalmente, como leitor comum, é com encanto – com o prazer do texto – que saboreio estas reflexões.

O alimento, diz-nos o rabino Bonder, representa uma forma de expressão concreta de nossas trocas e se presta como símbolo destas variadas dimensões ou mundos da existência. Em outras palavras: alimentar-se não é uma simples questão de manter o organismo vivo e em funcionamento. O alimento introduz-nos no complexo mundo regido pela economia das trocas simbólicas; adquire, pois, uma importância transcendente, como perceberam uma variedade de pensadores: dos profetas bíblicos aos modernos filósofos (incluindo aqueles dois arautos da modernidade, Marx e Freud), todos se deram conta desta verdade elementar: o relacionamento homem/mundo é um relacionamento oral.

Uma ideia seminal, para dizer o mínimo. São tantas as implicações que dela decorrem que muitos volumes precisariam ser escritos para esgotar o assunto. Mas o rabino Bonder tem, entre suas múltiplas qualidades de escritor, uma que é preciosa: sabe sintetizar. Conseguiu condensar, neste pequeno volume, a suma de uma longa meditação. Seu livro é, pois, encantador e é também – não há como fugir desta metáfora! – nutritivo. Saboreiem, pois, este banquete espiritual e intelectual, raro nestes dias de frugalidade criativa.

MOACYR SCLIAR

Introdução

No início era a boca...

TALVEZ UMA DAS MAIORES dificuldades do nosso tempo no campo étnico-social seja determinar quem são os judeus: em parte religião, apesar de congregar grande percentual de ateus e agnósticos; em parte nação, apesar de viverem dispersos e terem identidade imersa em inúmeras culturas; em parte etnia, apesar de compostos por várias raças. Pois eu lhes ofereço a minha definição: os judeus são um grupo oral! Sua tradição evidencia isso tanto por meio do que sai pela boca (a palavra) como do que entra por ela (o alimento). Basta observarmos a história dos judeus para que isso se torne evidente: a palavra escrita é sua maior fonte de produção artística e seus livros passaram a representar seu território no exílio; sua cosmogonia trata de um Deus que cria através da fala; além disso, sua culinária é vasta e variada, produto de sua voraz absorção e criativa adaptação dos temperos dos lugares por onde passavam. Há comida judaica iemenita, marroquina, polonesa, russa, italiana, espanhola, alemã, americana e provavelmente há vestígios em seu cardápio de todas as cozinhas onde tiveram tempo suficiente para fazer uma "boquinha".

Também a ritualística dos judeus reflete esta evidência: seus rituais religiosos frequentemente são acompanhados de comidas especiais para cada ocasião. O *Shabat* – sábado, dia sagrado da semana – tem o seu ritmo determinado por três refeições e suas principais bênçãos referem-se ao ato de comer. O *Iom Kipur* – Dia do Perdão, o mais sagrado do ano – é marcado pela ausência de comida e pela festiva quebra do jejum ao seu final. Em *Pessach* – Páscoa, segunda festa mais importante –, a comida se transforma em linguagem simbólica de tal forma que o livro de orações poderia facilmente ser confundido por um leigo com um cardápio. O apego dos judeus à comida é famoso e caricato: a figura estereotípica da mãe judia só encontra rival na da mãe italiana (numa disputa que se trava há séculos no Mediterrâneo para ver quem consegue estocar mais amor sob a forma de comida na barriga dos filhos), e é bastante reveladora desta quase obsessão oral entre os judeus.

A esta altura você já deve estar se perguntando: de que forma então o "povo oral", que tanto valoriza a mesa farta e variada, pode contribuir no esforço universal para a cura da obesidade, ou, talvez melhor, das obesidades?

A silhueta dos rabinos modernos não ajuda a responder a esta pergunta. Longe de serem modelos de saúde e estética, eles parecem adotar a ideia de que você vale quanto pesa, de que a sua respeitabilidade adviria de um senso concreto de acúmulo. Como se para "ter peso" fosse preciso ter peso.

No entanto, foram os próprios rabinos que, no passado, articularam toda uma teoria e prática da alimentação, baseada em duas noções:

1) uma relevância quase cósmica dada à alimentação;
2) a forma física como uma expressão complexa de significados.

Por ora, é possível dizer que a obesidade para os rabinos tem menos a ver com o conceito magro/gordo, do que com o de leve/pesado. Obeso é aquele que é pesado em diversos níveis. Para tratá-lo, os rabinos se detêm na explicação de que *dieta* não é *regime*. Dieta não é uma prática para se ficar mais magro, mas sim para se ficar mais leve. Como veremos, os rabinos são os mestres da dieta.

A obesidade crônica entre judeus (especialmente os praticantes) tem muito a nos esclarecer quanto à sua própria natureza. Ligado a momentos específicos do processo da história dos judeus, este fenômeno será elucidativo para as obesidades de cada um de nós.

A seguinte história ilustra a relação entre este processo histórico de um povo e o de cada indivíduo.

Certa vez o Baal Shem Tov[1] viu num sonho seu futuro vizinho no paraíso. Quando despertou, resolveu fazer-lhe uma visita. Ele acabou por encontrar o homem, que era bastante robusto, gordo e com aparência rude. "Quão bem ele se disfarça", pensou o Baal Shem Tov, e lhe pediu que o hospedasse por alguns dias.

O Baal Shem estava convencido de que seu anfitrião levava uma vida dupla: provavelmente ele se levantava durante a noite para realizar sabe lá Deus que grandiosos atos. Mas ele estava errado. O homem dormia profundamente até a manhã seguinte. Ele despertava cedo, fazia suas orações rapidamente e então se regalava com um lauto café da manhã. No almoço comia ainda mais, e três vezes mais no jantar. E isto se repetiu por vários dias.

"Vamos esperar pelo sábado", pensou o Baal Shem. Talvez sua santidade coincida com a do sétimo dia. Estava engana-

---

[1] Rabi Israel ben Eliezer, o Baal Shem Tov (Mestre do Bom Nome – BeShT), 1700-1760. Fundador do movimento e da cultura chassídicos. A ele são atribuídas inúmeras histórias compiladas por seus discípulos.

do de novo: seu anfitrião comia e dormia ainda mais do que nos dias de semana. Incapaz de conter sua curiosidade, o Baal Shem lhe disse:

"Quando vim para cá, eu tinha uma pergunta em mente que gostaria de lhe fazer. Mas agora eu tenho uma outra: por que você come tanto?"

"Vou lhe contar", disse o homem. "Tudo isto tem a ver com meu pai, que era um bom homem e um bom judeu, muito gentil e frágil. Sua única preocupação era a de agradar ao seu Criador, nada mais lhe interessava. Nem mesmo dinheiro ou honras, nem mesmo sua saúde. Ele vivia só para a Torá. Um dia, quando estava a caminho da sinagoga, foi pego por bandidos que o amarraram a uma árvore e lhe ordenaram que profanasse seu Deus. Obviamente ele se recusou, e eles o surraram sem piedade. Por fim derramaram querosene sobre ele e atearam fogo. E porque meu pai era tão fraco e magro, queimou-se em pouco tempo, quase que imediatamente após ser incendiado. E eu, que estava lá, que presenciei tudo, jurei que, se algum dia viesse a passar pelo mesmo teste, não deixaria que se desincumbissem tão facilmente. Eu lhes mostraria que um judeu não se consome assim como uma magra e miserável vela. Não! Quando eu queimar, vou queimar por tanto tempo que vão se morder de ódio. Esta é a razão pela qual eu como tanto: toda a minha energia, toda a minha paixão é devotada à comida. Não que eu esteja com fome, você entende..."[2]

Esta história, cujo objetivo é o de exaltar a devoção, ou mesmo registrar um desesperado protesto, fala muito de perto aos

---

[2] *Maasiot Ha-Gedolim Chadash*, publicada em hebraico por M. Sladovnik, Varsóvia, 1925.

momentos em que nos pegamos prontos a devorar seja lá o que nos cruze o caminho. Sabemos que muitas das vezes em que nos alimentamos o fazemos por outras razões que não a fome. Comemos para provar algo, para expressar algo, para evitar algo, para controlar algo, para reprimir algo.

Frequentemente sentimo-nos tão impotentes em relação à vida e ao mundo que a maneira de comunicar-lhe algo se dá na relação mais concreta que temos com a realidade exterior. O ar que respiramos nos é involuntário, mas sobre nossa alimentação temos absoluto controle.

O sonho de Baal Shem Tov nos faz refletir sobre o quanto podemos projetar na digestão de substâncias por conta do bloqueio de outras relações de troca com o universo. Há um ditado em hebraico que diz que uma pessoa pode ser conhecida por *Kosso*, *Kisso* e *Kaasso* – por seu copo, seu bolso e sua ira. Este jogo de palavras nos fala dos três universos de troca mais importantes e comuns entre os seres humanos e o exterior. O copo representa a bebida ou a comida, e em particular o que estaremos abordando: **nossa troca de substância com o universo**. O bolso representa nossa relação de poder com o mundo, e a ira, nossas emoções. Sabemos que é muito fácil provocar um curto-circuito entre estes três universos, que passam a se confundir e se inter-relacionar.

Vemos no exemplo acima que as dimensões de copo e ira se misturam. O ato de comer tem, em muitas ocasiões, sentidos mais amplos. Daí os rabinos nos apresentarem dietas, e não regimes, para tratar da alimentação como um sistema profundo e complexo. Dietas referem-se a padrões adquiridos a partir de nosso primeiro modelo de troca (recebimento) neste mundo.

O que você vai encontrar neste livro são insights baseados na tradição judaica, que há milênios especula e transmite conhecimento sobre os mistérios da dieta e do simbolismo dos alimentos. Uma tradição que também soube valer-se de seus traumas para extrair sapiência acerca do problema da obesidade.

Esta dieta, baseada em conhecimentos holísticos, considera obeso todo aquele que se encontra insatisfeito em sua relação com os alimentos, tanto em termos de saúde no plano físico quanto no plano da sociabilidade, das emoções ou do espírito. Também se propõe alertar para dois tipos especiais de obesidade que os rabinos tratam com extremo rigor e importância: a obesidade ecológica ou moral e a obesidade política.

Esta dieta é composta dos ensinamentos de inúmeros mestres de diversos períodos, suas experiências e sugestões, e também de um tratado rabínico do século XVI dedicado exclusivamente à saúde holística e que busca resumir de maneira prática os segredos desta tradição milenar, cuja atualidade é impressionante.

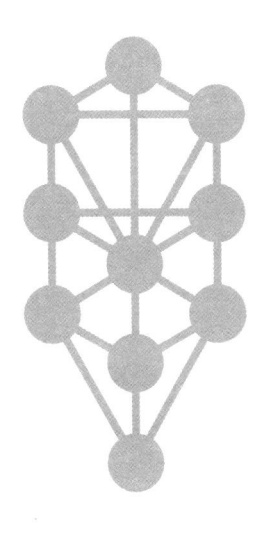

I.
A CABALA DA COMIDA

Lekabel –
A arte de receber

PODE-SE TRADUZIR CABALA literalmente como recebimento. Na tradição rabínica, compreender o conceito de receber, e poder vivenciá-lo, é uma arte sagrada a ser exercitada e aperfeiçoada por toda a vida. Uma antiga lenda sobre a geografia da terra de Canaã compara seus dois mares, o mar da Galileia, abundante em peixes e vida, e o mar Morto, um caldo de matéria sem vestígio algum de vida, e pergunta qual a razão desta diferença. A resposta, explica-se, encontra-se no fato de o mar da Galileia receber através dos rios o resultado do descongelamento das neves do maciço do Golan, mas também deixar fluir de si as águas do rio Jordão, que terminam no mar Morto. Este, porém, não as deixa seguir. Não sabe receber. Pois receber é estabelecer uma relação com a natureza ou com o universo. Se experimentamos o recebimento como um fenômeno unilateral, que se limita a algo que nos é dado, separamo-nos gradativamente da troca, que, em última instância, representa *vida*. O mar Morto é mar como seu irmão da Galileia, mas desprovido da vitalidade sutil, que é produto de um recebimento que só se completa ao deixar as águas fluírem de si e propagarem-se pela cadeia da vida. Saber receber significa, em outras palavras, ter a capacidade de estabelecer com o universo circundante um processo de troca que nos inclua na corrente ecológica.

Toda a dor, angústia e ansiedade da rede "receptiva" (cabalística) da vida advém de problemas de recebimento. Assim como o mar Morto, muitas vezes perdemos o equilíbrio entre as águas doces e salgadas (do *Kar/Cham* – Frio/Quente, uma espécie de Yin/Yang no judaísmo) e surge a anomalia, o excesso que não flui. O receptáculo que não deixa fluir sofre e gradativamente se transforma num mar de lágrimas. Quando pensamos em alimentação, este mesmo princípio é válido. Receber não é o fim de um processo, mas o início de outro sem o qual não há verdadeiro recebimento. Fisicamente, nossos corpos são constituídos como o mar da Galileia, conforme ilustra a oração matinal judaica, que se inicia assim:

> Bendito Sejas, nosso Deus, Soberano do Universo, que moldaste os seres humanos com sapiência e criaste neles muitas aberturas e cavidades. É óbvio e conhecido, diante de Teu Trono de Glória, que basta apenas que uma delas se rompa, ou que uma delas fique bloqueada, para tornar-se impossível sobreviver e estar diante de Ti, que curas toda a carne e ages através de atos maravilhosos.[3]

Para estarmos sadios, precisamos manter desobstruídas tanto as aberturas para iniciar o recebimento como as aberturas para completar este recebimento. Esta oração é, portanto, uma expressão de consciência da troca interminável que é a vida, algo que nos escapa no cotidiano. Repare que, segundo esta concepção de recebimento de que estamos falando, todo elemento em interação é necessariamente parte inseparável de um todo, o que vem sendo denominada nos últimos tempos de "holismo".

---

[3] *Sidur*, Livro de Orações, rito da manhã.

Esta concepção de recebimento (Cabala) talvez possa ser mais bem compreendida através da analogia que fazem os cabalistas contemporâneos entre o processo da vida e uma resistência elétrica. Para que ocorra um fenômeno elétrico como a luz em uma lâmpada, são necessárias duas coisas: 1) que os elétrons não parem de fluir e 2) que haja uma resistência a este fluxo. Sem resistência ou sem fluxo, o fenômeno da luz não acontece. Os seres vivos, como a lâmpada, não são energias, são receptáculos (resistências) de energias que, ao atravessá-los, se transformam em fenômenos.

Determinadas energias, ao penetrarem os diferentes seres vivos, podem vir a transformar-se em rugido ou fala, salto ou pensamento analítico, medo ou prazer. A própria estrutura do ser tem a ver com a harmonização entre as energias de entrada, fenômeno produzido a partir de sua interação com a forma específica de uma criatura e a maneira pela qual o fluxo destas energias tem continuidade. Na maioria das vezes estamos conscientes dos dois primeiros elementos – entrada de energia e seu efeito em nós – e nos esquecemos do elemento da continuidade, que é absolutamente indispensável para o funcionamento harmônico, o que chamamos *saúde*.

Para continuarmos a existir de forma saudável, precisamos estar em harmonia com este fluxo de continuidade, ou seja, é preciso que conheçamos seu mecanismo. É por isso que, nos seres humanos, boa parte da energia recebida se transforma em consciência. Já nos acostumamos a perceber que nossos problemas ecológicos são fruto desta desarmonia. Agora precisamos entender que nossos problemas de obesidade estão incluídos nesta mesma categoria.

A cultura, a tecnologia e as relações sociais são os produtos mais importantes desta energia transformada em consciência.

Tais fenômenos são recentes (pelo menos nesta parte do universo) e têm grande impacto na troca com os fluxos de vida. Na alimentação, em particular, estas alterações tiveram um enorme impacto. Até o surgimento da consciência, os seres humanos tinham sua alimentação regulada, como outros animais, por seu instinto. Esse instinto, por sua vez, nada mais era do que uma conjunção entre o ser e o fluxo universal da vida e representava o diálogo evolutivo sem o qual a criatura termina por ser extinta, pois deixa rapidamente de ser parte do mundo da troca saudável.

O ser humano consciente, vivendo num meio criado por essa característica, pode subverter o instinto e os equilíbrios de troca a todo instante. A lista de comidas num cardápio de restaurante não é criada a partir de uma adequação geoclimática ou ecológica, com base no fluxo de energia, mas de um fenômeno civilizatório complexo. Diante de comida chinesa, o brasileiro não pode enfrentar uma decisão alimentar apenas com sua ferramenta instintiva, mas necessita também entender-se como ser (consciente): avaliar se tal comida lhe cai bem; se tem a ver com o clima; se é compatível com suas atividades anteriores e posteriores à refeição; se comeu algo que possa não combinar com este novo alimento etc. Desta forma, a complexidade dos fenômenos da consciência expressos na civilização torna a arte da vida, para os seres humanos, a arte de harmonizar "ser" e "entender-se ser". E "entender-se ser", em alimentação, quer dizer seguir uma dieta que inclua bom-senso e conhecimentos sobre alguma ciência-tradição.

Decidir-se por seguir uma dieta significa buscar saber receber. E para recebermos temos que ser uma resistência harmônica. Dependemos, por um lado, da intuição, que é parte de quem somos como resistência (bom-senso), e, por outro lado, do conhecimento consciente individual e coletivo, que nada mais é do que a fração de intuição transformada, pelo processo humano, em cognoscível (uma ciência-tradição).

Em outras palavras, para o ser humano, a arte de receber alimentos passou a incluir novos componentes estranhos ao reino animal. Com o tempo, nosso instinto deixou de ser um aparato eficaz na alimentação. Hoje, para nós, receber numa troca sadia, como a do mar da Galileia, tem a ver com cultura (ciência), religião e política. A esta parte da intuição manifestada por um fenômeno de consciência-civilização os hebreus chamaram *Kashrut*.

As anomalias resultantes de não sabermos receber por meio da alimentação, particularmente a gordura ou o excesso, tornaram-se um fenômeno que vai além da doença física ou da obesidade. Para os seres conscientes que exteriorizam, apreendem e manipulam sua relação com o universo, faz-se necessário um código exterior para toda e qualquer troca que garanta um recebimento sadio. Se isto não acontece, a pena imposta é ver-se desconectado do fluxo da vida. Desta forma, estaremos falando de situações de desequilíbrio na alimentação que podem causar obesidades, inclusive dos tipos moral, emocional e espiritual.

Nas palavras do profeta Oseias (13:6): "Quando foram alimentados ficaram repletos e seus corações, transtornados, e, portanto, Me esqueceram."

Os mundos da alimentação

NA VISÃO CABALÍSTICA da criação do universo, o fluxo de energia divina precisou ser recebido, contido em algo (resistência). Este algo, segundo nos é relatado, tomou a forma de receptáculos, ânforas metafísicas, sobre as quais este fluxo verteu-se. No entanto, estas ânforas não resistiram à intensidade do fluxo e, uma a uma, romperam-se progressivamente, num fenômeno chamado de "o estilhaçar dos receptáculos".

Tal acidente já era esperado, pois, como vimos, o recebimento é um processo que não deve ser represado. Segundo esta concepção, surgiu um universo de coisas, fenômenos e atributos a partir dos estilhaços dessa realidade que não se pôde conter. A própria consciência humana seria um exemplo de receptáculo que é inundado pelo fluxo inconsciente e que transborda em sua tremenda enxurrada, deixando para trás uma pequena porção de si que é insight (discernimento, introvisão).

O aspecto alimentar pode ser tomado como exemplo concreto desta descrição cabalística, pois configura-se numa situação em que o fluxo de energia vital (dos alimentos) deve ser recebido e ser livre para fluir. O mau recebimento acarreta o mal-estar físico, que é um aviso do corpo, uma luz amarela de atenção, as sensações e o espírito de que algo não vai bem, antes de cairmos doentes. As doenças são alarmes de mau recebimento em diversos níveis: em nível físico manifestam-se sob a forma de dor, feridas, manchas e odores; em nível emocional, como distúrbios do sono e do sistema nervoso; em nível espiritual, como atentados contra o próprio fluxo vital sob a forma de negativismo e impulsos destrutivos.

É preciso ter consciência de que todos estes problemas encontram-se interligados. Ignorar um simples mal-estar ou dopar-se com remédios pode fazer no máximo com que a luz amarela se apague, o que não quer dizer que desapareçam suas representações emocional e espiritual em outros níveis, mas tão somente que será mais difícil identificá-las, pois cada plano apresenta um quadro de sintomas próprio. Tente entender isso profundamente.

Os mundos da Cabala, na verdade, expandem o conceito quaternário de físico, emoção, intelecto e espírito, trazendo um quinto elemento, sem representação no plano da experiência, que é o mundo das emanações. Este é o mundo do qual vertem os fluxos energéticos que atravessam os mundos superiores e desembocam no mundo das ações (matéria). Portanto, deste quinto plano se origina o fluxo vital, que é armazenado no plano espiritual, que por sua vez o deixa fluir para o plano mental, alimentando o plano emocional, que canaliza o fluxo para o plano físico, permitindo ao corpo a ação e a troca, fenômeno que denominamos *existência*.

No entanto, a lei da troca e do recebimento estaria subvertida se apenas este mundo das emanações fosse o instigador de todos os fluxos. Segundo a visão cabalística, também o fluxo retorna desde o mundo físico/concreto até o mundo de onde partem os fluxos puramente energéticos.

A Cabala considera todas as formas de troca entre os seres vivos e o meio ambiente, inclusive a alimentação, como pertinentes a este processo interativo entre os diferentes mundos.

É este processo que conecta céus e terra (matéria/forma com energia/intenção), e os seres vivos é que são responsáveis por esta intermediação, pois é no seu mundo interior ou existencial que se dá este encontro entre. Diz o Talmude, numa referência a este mundo interno: "Este é o local onde céus e terra se beijam."

Para entendermos melhor este conceito bastante abstrato, temos que fazer um "passeio" pelas formas de vivência e internalização de nossas trocas com o universo. Uma história do Talmude nos será particularmente importante. Essa história, que tem como objetivo alertar contra o perigo e a sutileza de estudarmos a Cabala antes de atingirmos uma certa maturidade, versa sobre quatro sábios que foram passear num *pardes*. A palavra *pardes* tem aqui um duplo sentido: sua tradução literal do hebraico é *pomar*, mas ela também forma uma sigla em que cada letra representa uma forma de interpretação que serve tanto para desvendar os segredos das Escrituras quanto do próprio mundo. *"Pardes"* é formado das palavras: (P) *Pshat*-literal, (R) *Remez*-alusivo/analítico (causa-consequência), (D) *Derash*-simbólico e (S) *Sod*-secreto. Durante seu passeio, os quatro sábios entram em contato com as quatro dimensões de apreensão da realidade de troca entre o universo exterior e o interior. O impacto das revelações contidas no *pomar*, através da interação total das quatro dimensões, produz diferentes consequências nos sábios: um deles enlouquece, outro morre, o terceiro torna-se um herege e somente o quarto, o Rabi Akiva, consegue passar pelo *pomar* e sair ileso.

Sair louco do *pomar* significa não mais poder distinguir fora dele os limites entre a realidade literal, alusiva, simbólica e a misteriosa, de maneira que o indivíduo não pode mais ser funcional. Sair um herege significa associar erroneamente elementos destas distintas dimensões. Morrer significa a dissolução da individualidade, e sair ileso representa a possibilidade de percorrer todo um caminho interno pelos quatro mundos, chegando ao mundo sem representação (o quinto), que harmoniza os demais e permite uma verdadeira troca entre indivíduo e universo. O Rabi Akiva é o único que retorna ao mundo funcional com a possibilidade de, utilizando sua vivência-insight, atuar de forma concreta, perpetuando assim o ciclo de troca.

Transitar pelo *pomar* representa a possibilidade de não ficar doente e preservar-se funcional na realidade. Significa existir de forma saudável, sem permitir que no decorrer dos processos de vida e de troca tanto o corpo, a psique, o intelecto e o espírito venham a adoecer. Poder passear no *pomar* significa *ser* no sentido mais completo: "receber" do fluxo original, deixar o que foi recebido percorrer as diferentes configurações do indivíduo e permitir sua passagem ao mundo das ações e da História.

É a partir de nossos passeios ilesos pelo *pomar* que o mundo colhe frutos. Cada indivíduo tem seu próprio cultivo e sua própria capacidade de trazê-lo ou não da colheita para o mundo da troca. É este esforço e esta variedade de capacidades de resgatar os frutos do *pomar* que permitem existir no mundo vulgar o *Shulchan Aruch* – a mesa posta!

Vejamos a forma alimentar que assume a concepção cabalística de troca e recebimento. Na tabela a seguir, encontramos um exemplo concreto desta concepção, que classifica os frutos de acordo com sua capacidade de permitirem-se "receber". Assim sendo, as frutas se dividem em: superdefendidas, defendidas e entregues. É interessante que "receber" se confunde em vários momentos com "se entregar" ou "entrega" – com passar adiante o que não é pertinente ao ser, mas é, na verdade, interativo. As diferentes estruturas materiais das frutas passam a ser representativas dos vários mundos, sendo que as carapaças (*klipot*) ou cascas representam empecilhos ao fluxo e, portanto, ao recebimento.

MUNDO	TEXTO	REALIDADE	CODIFICAÇÃO SIMBÓLICA EM ALIMENTO	FRUTO	ANOMALIA OU DISTÚRBIO
Assiá Física mundo estrutural	KATUV O texto em si; pergaminho e tinta	Sais e Minerais	Gosto	Não comestível Cascas e Caroços	Náuseas, vômitos, problemas digestivos, constipação e diarreia
Assiá mundo funcional	PESHAT Literal	Corpos vegetal e animal	Troca material Fome/apetite	Superdefendido	OBESIDADE ANOREXIA Sem condição física
Ietsirá mundo da formação	REMEZ Alusivo	Sentimento	Ritual simbólico coletivo MANA HALLAH CHAROSSET	Defendido	Doenças psicossomáticas. Pedras nos rins, problemas glandulares, alergias e úlceras
Beriá mundo da criação	DERASH Simbólico	Intelecto	Inconsciente coletivo (mítico/psíquico) MATZA	Pouco defendido	Doenças graves de dificuldade de recebimento. Obstruções, desequilíbrio celular, cânceres
Atsilut mundo das emanações	SOD Secreto	Espírito	Jejum, fé	Entregue	Interferência cármica. KRITA (desconectado do fluxo universal). Mutações que afetam descendentes

O Rabi Vital,[4] um cabalista do século XVI, exemplifica os cinco mundos e sua relação com a ideia de recebimento e troca que temos tentado definir a partir da configuração em fruta que tomam no mundo físico. De acordo com ele, o mais alto e puro nível que poderia assumir uma fruta, o das – *Atsilut* – emanações, está além da representação por qualquer forma física e, portanto, não é conhecido. Em *Beriá*, o espaço da criação, as frutas estão bem próximas da "pura emanação" e já possuem uma representação física próxima da perfeição, pois não necessitam de proteção ou "cascas", tanto no interior quanto no exterior. Desta forma, sem casca ou caroço, toda fruta pode ser comida e é considerada como *entregue*. São exemplos destas os morangos, os figos, as amoras etc.

Como *ietsirá*, o espaço da formação, está num nível um pouco inferior, requer que a fruta tenha um reforço e proteção que lhe é imprescindível neste nível para garantir a presença da energia original. Porém, como toda casca e proteção, se configura também em impedimento e barreira a uma entrega total e gera separação. Suas dificuldades não se dão de forma absoluta, mas apenas em torno de seu "coração". Estas frutas, portanto, possuem um caroço não comestível. Exemplos típicos são os pêssegos, as ameixas, as tâmaras, as azeitonas etc.

Quando chegamos ao mais inferior dos mundos das frutas (comestíveis) – *assiá* – é que encontramos a maior necessidade de proteção e menos possibilidade de entrega. Neste plano fazem-se necessárias cascas grossas, que dificultem o acesso não apenas ao seu coração, mas ao seu interior como um todo. Assim sendo, a energia inicial do fluxo se configura em frutas com casca não comestível, como nozes, cocos e mangas.

---
[4] Rabi Chaim Vital, da cidade de Safed (1543-1620). Discípulo do Rabi Isaac Luria (Ari), desenvolveu seus pensamentos e os colocou em escrita.

A representação das frutas como reflexos destes mundos é análoga à representação do *pomar* do mundo interior dos seres humanos. Em ambos os casos somos alertados para o fato de que as formas se manifestam como representações de mundos com características próprias. Podemos assim comparar os seres humanos com as frutas: há os que criam *klipot* (cascas) em torno do seu coração, que terão problemas de conectar-se com o fluxo de recebimento e se tornar obesos em seu coração; há os que criam *klipot* em torno de sua superfície, dificultando o recebimento em outro plano e se tornam também obesos, engordam.

Acompanhando a tabela, vemos diversas formas pelas quais os mundos se expressam. O universo interior e a configuração dos frutos têm representação em cada um destes mundos. Da mesma maneira, a relação com o alimento atinge cada uma destas esferas e as influencia. Portanto, comer é um recebimento que é passado adiante, se expressando em cada um destes mundos. Na linha correspondente à "Codificação simbólica em alimento", temos exemplos na tradição judaica de situações em que os alimentos servem para simbolizar estes mundos.

No mundo *físico funcional*, alimento é matéria, tendo então assim uma atuação restrita ao mundo físico. Ele é externo ao *pomar*, não atinge o mundo interior. Em sua vivência está relacionado à fome ou à gula, sem nenhum elemento simbólico ou associativo. Na dimensão da *assiá* ou do *pshat* (literal), a comida pode assumir o aspecto imediatista ou literal do desejo a apego. Por exemplo, é uma tradição comer rodelas de cenoura, mel ou beterraba durante o ano-novo judaico. Rodelas de cenoura se assemelham a moedas de ouro e simbolizam a expectativa de um ano próspero. Mel pede por um ano doce e beterraba (que na língua iídiche é *Selek*, assemelhando-se sonoramente à palavra "afastar" em hebraico) remete a um versículo bíblico que pede para afastar de nós os inimigos e as más vibrações. A comida se transforma em ritual cuja importância simbólica é apenas individual.

Já no mundo da *ietsirá*, permeado pela emoção e onde a categoria de experiência é a alusão (*Remez*), encontramos exemplos como a *Chala* (pão trançado) do sábado ou o *Charosset* (prato de maçã com nozes e vinho) da Páscoa judaica. A representação, em ambos os casos, é simbólica e coletiva. A *Chala* nos relembra o período histórico em que o povo hebreu, vagando pelo deserto após sua saída do Egito, sobrevivia graças a uma mistura alimentar que, de acordo com a Bíblia, era mandada por Deus e caía todos os dias dos céus com o orvalho. Os dois pães do sábado representam este alimento, o *maná*, que surgia todas as manhãs em porções diárias, mas que na sexta-feira, dia que antecede o descanso (o sétimo dia), quando o trabalho de recolher o *maná* era proibido, surgia em quantidade dobrada. Desta forma, se inicia o sábado com esta rememoração que permite aos seres humanos não só obter alimentos para seu sustento diário, como também para o armazenamento, possibilitando o descanso.

Já o *Charosset* se assemelha ao barro em sua coloração castanha e é consumido na festa que marca a saída da escravidão no Egito. O barro relembra a opressão do trabalho de construção das pirâmides, do trabalho forçado, escravo. Nesta categoria, portanto, os alimentos aludem a situações coletivas emocionais.

No mundo da *beriá* (criação), as implicações simbólicas são universais, de caráter espiritual e expressas numa simbolização mais hermética, quase secreta. Exemplo disto é a *Matza* (o pão ázimo), comida na Páscoa judaica. Há uma dimensão cósmica na simbologia da festa que se relaciona com o perigo representado pelo Egito, por meio da figura do Faraó.

A libertação acontece, não por acaso, no mês de Nisan, que corresponde aproximadamente ao mês de abril. A configuração celeste deste período é como uma janela cósmica que traz uma dimensão universal a esta batalha. Vejamos: o Faraó pode ser apresentado como o deus-cordeiro/carneiro, que tem a ver com o próprio sacrifício pascal, representado também por um cordeiro; coincidentemente, este é o período do signo de Áries. Assim, a esfera da confrontação entre o Faraó e o povo liberto se expande para o confronto entre o deus-carneiro (símbolo do signo de Áries) e o Deus de Israel. Mas os rabinos se perguntam: "O que há de tão terrível com o pobre carneiro para representar esta guerra cósmica?" E respondem: "Quando dois carneiros estão comendo, um sempre se aproxima do outro e o expulsa com seus chifres. Sua intenção, porém, não é a de comer da porção do outro, e sim a de que o outro não tenha o que ele tem." Cosmicamente, o deus-carneiro representa a força que nos move no sentido de que tenhamos, mas que os outros não tenham como nós. É esta força que, na verdade, trava batalha com o Deus de Israel nesta festa da Páscoa, enquanto no mundo funcional é o Faraó que escraviza Israel.

A simbologia alimentar tem a ver com esta batalha no nível do espírito. O pão ázimo (*Matza*) tem como inimigo no plano alimentar o levedo (*Chametz*). No mundo da *assiá*, ou literal, conta-se que, na pressa de sair do Egito, não houve tempo para levedar os pães e no deserto o pão ázimo tornou-se símbolo daquele momento histórico de liberdade. Curiosa também a semelhança gráfica entre estas duas palavras cosmicamente antagônicas, distintas apenas pela letra *Hei* (H) em *Matza* (M-TZ-H) e *Chet* (CH) em *Chametz* (CH-M-TZ), levando-se em conta que a letra *Hei* em hebraico denota *Adonai* (o Deus Único), enquanto *Chet* significa "pecado". As próprias letras são graficamente muito parecidas, bastando apagar um único lado da letra *Chet* para que ela se transforme em *Hei*. Ou seja, apague este pecado cósmico da força que quer para si e que não quer para os outros e *Chametz* (levedo) se transforma em *Matza* (pão ázimo). Assim a batalha contínua do cosmos expressa no universo interior humano do nível *beriá* (do espírito) é representada durante esta festa pela vitória do pão ázimo sobre o levedo.

Toda esta explicação tem o objetivo de mostrar que, na concepção judaica, a codificação da energia alimentar passa por vários estágios, numa complexidade que em muito transcende a sobrevivência meramente física. O alimento representa uma forma de expressão concreta de nossas trocas e se presta como símbolo destas variadas dimensões ou mundos da existência.

Mesmo as anomalias provenientes de trocas deficientes com o universo podem assumir configurações próprias nestes diferentes mundos. Em nossa tabela encontramos distúrbios associados a problemas de recebimento em distintos mundos, desde a simples ingestão de algo indevido, que nos faz passar mal momentaneamente no plano físico, até o conceito judaico de *Krita*, que compreende um desligamento no nível mais profundo do fluxo universal e é tido como a pior das punições, pior até mesmo que a pena capital. Uma vez que o indivíduo fica fora da comunidade, ele é excluído do esforço conjunto pela vida. Trata-se de uma anomalia que vai muito além do físico, do emocional ou mesmo do espiritual, um mau recebimento com influências cármicas. Essa pena ultrapassa todas as categorias da individualidade e da biografia de uma pessoa. Sua natureza repercute para além daquilo que o próprio indivíduo pode sofrer sob a forma de anomalias ou distúrbios em quaisquer que sejam as dimensões de existência. Se configura no maior pesadelo dos seres humanos, que é o de não servirem à verdadeira causa da vida, abrindo mão do potencial que sua existência representa.

A ideia de diferentes mundos que se sobrepõem e se interferem mutuamente é essencial na Cabala, nos mistérios do recebimento. Os segredos que advêm desta consciência maior da realidade e de como ela se desdobra em diferentes dimensões ou mundos acabam sendo a arte de enxergar além, de viver além. No nosso caso específico, trata-se do ato de se alimentar considerando aspectos que vão além dos significados físicos ou éticos.

Para esta dieta, será essencial que possamos aprender a associar as configurações alimentares e suas diversas formas a estes diferentes níveis anteriormente exemplificados. Nosso mais importante exercício será o de descobrir vitalidade ou anomalia através de nossas trocas alimentares, reconhecendo a forma como estas se desdobram nos diferentes mundos. Afinal, a saúde nada mais é do que a interação constante, integrada e responsável com o universo. É isto que experimentamos por *vida*, a capacidade inerente de encontrar prazer e significado nesta saúde.

Três atitudes diante da alimentação

Louis Jacobs,[5] em seu artigo "Alimentação como um ato de reverência religiosa", classifica três tipos de atitudes para com a comida: a *ascética*, a *puritana* e a de *aceitação com gratidão*.

A atitude ascética considera que a abstinência é uma virtude. O ideal humano seria então o de reduzir suas necessidades físicas e prescindir do mínimo para sua sobrevivência. Por esta perspectiva, o jejum passa a ser o caminho adequado para o estado de santidade.

A puritana, apesar de não concordar com o autoflagelo, também rejeita o prazer físico com um fim em si mesmo. O apetite, apesar de implantado pelo Criador para permitir a sobrevivência, é visto mais como um mal necessário do que como um bem positivo.

Na perspectiva da aceitação com gratidão, o apetite físico é uma dádiva de Deus que, apesar de não ser o mais venerável objetivo humano, está longe de ser uma vergonha. Através deste podem-se encontrar caminhos que levam ao sagrado.

Segundo esta percepção (assumida principalmente pelos mestres chassídicos[6]), a ingestão de alimentos teria a ver com a

---

[5] Louis Jacobs, *Eating as an Act of Worship*, 1982.
[6] Pertencentes ao movimento chassídico. Tal movimento, iniciado pelo Baal Shem Tov no final do século XVIII, tinha como fundamento a inclusão da alegria e da

doutrina cabalística luriânica,[7] que concebe o universo repleto de "centelhas divinas" dispersas. Toda a matéria do universo conteria estas centelhas, cuja representação nos mundos celestes, explica a Cabala, pode ser revelada através das letras que formam a denominação da matéria em nosso mundo. É como se as letras fossem uma espécie de estrutura molecular reveladora de segredos de outras realidades além daquelas aparentes na matéria. De qualquer maneira, o conceito que por ora nos é relevante é o de que a partir da configuração material do alimento se pode chegar à fonte das emanações, de onde realmente se origina sua energia como alimento.

Elias de Smyrna[8] diz que "os pensamentos dos seres humanos, quando se alimentam, deveriam estar vinculados a Deus, mais do que em qualquer outro momento". A fonte desta ideia se encontra no versículo "E viram a Deus enquanto comiam e bebiam", que significa "terem a intenção de sentir a presença de Deus em seus corações enquanto comiam e bebiam".

Assim, de acordo com os chassídicos, duas intenções sagradas podem estar associadas à alimentação: a primeira, de sobrevivência, provendo o indivíduo de forças para servir a Deus; a segunda, mais ativa e superior, é a difícil tarefa de elevar em pensamentos todas as forças espirituais que residem no alimento. Estas forças estão muito bem dissimuladas sob a forma concreta que tomam no mundo da *Assiá* física, que, como vimos exemplificado nas frutas, assumem forma, gosto e odor. Estes são os véus

---

mística no cotidiano normativo religioso dos judeus. Originalmente voltado para o indivíduo pobre e não instruído, tinha ao centro rabinos (Rabis) e suas cortes, e a principal técnica de transmissão de ideias e sabedoria era a narração de histórias.
[7] Cabala luriânica é aquela desenvolvida pelo rabino Isaac Luria, conhecido como o Ari (1534-1572). Tido por muitos como o maior cabalista de todos os tempos, aprofundou-se nas ramificações filosóficas de conceitos cabalísticos primários, produzindo um sistema de filosofias extenso e sofisticado.
[8] Louis Jacobs, op. cit., p. 8.

que se interpõem entre a energia pura e aquele que nos alimenta deixando em primeiro plano apenas as sensações de apetite, satisfação ou insatisfação. A maior qualidade do mestre (*Tsadik*) é perceber a realidade, e seus pensamentos estão sempre concentrados para que apenas as "centelhas" sejam elevadas.

A luta em vida dos mestres (*Tsadikim*) é a de liberar a vitalidade contida nas centelhas aprisionadas em meio a carapaças (cascas/*klipot*) que atrapalham o fluxo de recebimento. Seu esforço é o de liberar apenas as energias vitais maduras, numa troca ou recebimento sadio. É importante mencionar que se faz necessária uma maturidade da energia vital para que os fluxos sadios de troca se estabeleçam. Segundo um princípio bíblico, por exemplo, é proibido o consumo de frutos de árvores até o seu terceiro ano. Segundo esta tradição, tais árvores estão sob o estado de *orlá* (pele, casca), e como sua energia vital ainda não está madura, seus frutos podem ser extremamente danosos a outras formas de vida.

Em certos grupos, este conceito bíblico é aplicado para explicar as razões místicas para a circuncisão. O prepúcio, removido pelos judeus através da circuncisão, é uma membrana que envolve o pênis e que também tem o nome de *orlá*. Para estes grupos, tal coincidência não é casual, visto que consideram o pênis como o veículo de um dos maiores segredos de concentração vital desta dimensão – o sêmen. O sêmen conteria a ligação energética e estrutural entre terra e céus. É óbvio que o óvulo também tem essa característica, mas este permanece protegido no interior do corpo. A *orlá* (o prepúcio) seria, portanto, uma *klipa* (casca), um "fator demoníaco" que busca apoderar-se de forças vitais importantes antes de sua maturação completa. Daí esta *klipa* se alojar no local onde esta energia contida no sêmen se exterioriza. O perigo do sêmen não maturar em sua forma de energia permite a criação de *Shedim* – pequenos demônios. Uma vez havendo fecundação, o fenômeno da *orlá* – a possibilidade de forças vitais inacabadas tomarem forma – se extingue.

É importante ressaltar, também, que a palavra "demônio" em hebraico (*Satan*) tem sua raiz no verbo "bloquear ou impedir". Desta maneira, *Satan* representa literalmente um bloqueio nesta conexão com um fluxo sadio, enquanto a Cabala (o recebimento) se concretiza justamente na liberação deste fluxo.

No sentido mais concreto da alimentação, o mestre Levi Itschak[9] distinguia entre aqueles que se alimentam frugalmente e os que o fazem se deliciando e saboreando seus alimentos. Dizia ele: "Sim, é mais difícil ter bons pensamentos no segundo caso, mas a recompensa sem dúvida é maior." O Rabi Levi reconhecia que, para quem tem prazer na degustação, a tentativa de se libertar e experimentar outro tipo de prazer é bem mais complicada. Ao mesmo tempo, é justamente neste caso que se pode experimentar o que ele chama de "pão com luta", enquanto na outra situação vive-se uma experiência de "pão sem luta". A elevação das "centelhas" tem a ver com recolhê-las aqui "embaixo", no plano mais vulgar possível, que diz respeito à dor e ao prazer, e poder transcendê-lo na condição de emissário sagrado da energia vital na continuidade de seu fluxo.

Na visão de um outro mestre, Shneur Zalman de Liadi,[10] esta noção de batalha entre o sagrado e o profano que se realiza no momento da refeição deve ser compreendida literalmente. Ele associava o radical em hebraico da palavra "pão" (LCHM) com a raiz da palavra "batalha" (MLCHM), entendendo que o

---

[9] Discípulo do rabino de Mezeritch, o Rabi Levi Itschak (1740-1809) era conhecido como o Berdichever.
[10] Discípulo do rabino de Mezeritch, o Rabi Schneur Zalman de Liadi, falecido em 1813, era conhecido como o Ladier.

momento da alimentação (bem como o do ato sexual) é uma das vivências mais instintivas preservadas no cotidiano dos seres humanos. Nestes momentos, batalhas sérias são travadas no campo da arte de viver de forma sagrada e integrada. Segundo esta perspectiva, portanto, respeitar o percentual instintivo e consciente de cada um destes gestos significaria estar no *front* da batalha diária com as profundezas do ser, elevando ou aprofundando "centelhas" para que flua vida e saúde.

A possibilidade de retirar deste ato cotidiano saúde em todos os planos, não só no físico, é tão real quanto a possibilidade de absorver doenças e anomalias (também em todos os planos). Afinal, não só a forma ou a dor estão envolvidas no processo, mas o hábito, a postura e a intenção. Para os rabinos, a alimentação representa ou um reforço ou a quebra de um padrão, não havendo, portanto, meio-termo. Quando nos sentamos para comer, estamos diante da possibilidade de realizar um ato divino: está em nossas mãos fazê-lo de maneira saudável ou não. Lembram os numerólogos que a palavra comida (*Ochel*) tem o mesmo valor numérico em hebraico (57) que o tetragrama do nome divino (IHVH, 26) somado à palavra Deus (*El*, de valor 31). Perante a comida estamos diante de um recebimento. Se compreendemos este recebimento desde sua origem, acabamos por perceber que ele provém da própria fonte deste fluxo e que seu destino tem a ver com o retorno das "centelhas" transformadas sob a forma de vida, vitalidade e saúde.

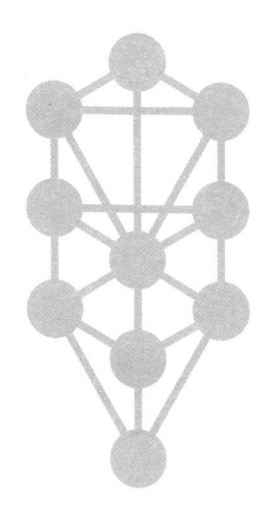

II.
SITRA ACHRA – O OUTRO LADO

A saída do exílio – Hábito

CENTRAL À MÍSTICA DO JUDAÍSMO é a questão do exílio. Desde a expulsão do paraíso, passando pelos exílios no Egito e na Babilônia, assim como o exílio imposto por Roma, se consolidou a metáfora de que todo o exílio representava a interdição à própria natureza ou à própria essência do ser. O fim do exílio passou a simbolizar tempos utópicos, messiânicos, onde se daria o retorno à casa, ao próprio ser e sua natureza.

O exílio é um deslocamento que, apesar de menos definitivo que uma invasão ou destruição, é certamente muito mais doloroso. O exilado compreende onde se encontra o seu "centro", sente-se deslocado e sempre alimenta esperanças de retorno. Sua ansiedade é constante, sua poesia e liturgia falam da volta, de um reencontro como antigamente.

Aqueles que buscam dietas reconhecem seu exílio, seu afastamento de um corpo, de uma saúde orgânica e estética, e vivem sob a tensão e expectativa de um retorno. O Rabi Shlomo Carlebach[11] nos diz que "muitos têm endereços, mas poucos têm verdadeiros lares". Para a maioria de nós, nossos corpos são meros endereços e poucos dentre nós sentem-se em casa com eles. Sem

---
[11] Renomado rabino americano, conhecido como Rabi Ha-Mezamer, o rabino cantante, devido à sua dedicação à música. É o mais importante dos compositores de músicas populares de fundo religioso.

percebermos, nos deslocamos, nos afastamos de nosso corpo e vivemos o saudosismo de outrora, quando estávamos em casa conosco mesmos. É claro que muitos de nós nunca tivemos o físico esteticamente perfeito, mas, sem dúvida, já experimentamos momentos de bem-estar e saúde em nossas trocas onde os mecanismos de recebimento estavam abertos. O reencontro com o corpo-casa é o fim do exílio deste corpo-endereço.

Nosso maior problema é que a busca de um retorno a um físico que não somos fatalmente nos leva a nunca chegar a casa, porque mesmo que nossos corpos se modifiquem, estamos apenas mudando de endereço. O patinho feio não deixou de se sentir feio até que percebeu que era um cisne e começou a reconhecer o verdadeiro caminho de retorno à sua casa-corpo.

Nós também deixaremos de ser feios (ou ter feio) quando tudo fizermos para ser belos cisnes e pararmos de tentar ser patinhos bonitos, o que, longe de ser um ideal, é o próprio exílio. Tentarmos ser o que não somos, através de uma busca estética irreal, está na mesma sintonia de nos permitirmos buscar ser o que não somos quando nos permitimos engordar, ou seja, não receber.

Os rabinos chassídicos mencionam o perigo de sermos "exilados na comida" e de a nossa alma ficar aprisionada aos alimentos, já que estes contêm uma energia de vida por ser resgatada e redimida. Segundo eles, somente através de um *Tsadik* (mestre) é que esta energia pode ser libertada do alimento, realizando assim um *Tikun* (um "conserto", no sentido de acabar com o exílio). O *Tsadik*, este mestre, pode ser entendido como o *tsadik*-mestre interior de cada um de nós que norteia nosso equilíbrio, nosso centro.

O Outro (o Não Eu, a Sombra ou o Aquele-que-não-Aquele) é como o endereço que se apropria do lar, exerce possessão que assume características demoníacas. *Satan*, na tradição judaica, denominado "o outro lado" (*Sitra Achra*), não é uma entidade, mas, sim, forças que nos distraem, nos deslocam deste centro-mestre interior e que, como vimos, significam literalmente (em hebraico) obstáculos ao retorno. Tememos ser dominados total e irreversivelmente por este tipo de demônios, mas, na realidade, devido à força que resulta de nossa lembrança da casa, isto não acontece já que nos percebemos exilados.

Disputa entre a alma, o corpo e o intelecto – Quem é o impostor?

Há quase mil anos, Al Harizi, poeta e filósofo judeu que vivia sob a influência da expansão árabe, propôs uma questão: "Na disputa entre a alma, o corpo e o intelecto, quem é o impostor?" Em sua extensa parábola, Heber, o quenita, é o personagem de Al Harizi para expressar a constante luta da alma e do corpo, um tentando culpar o outro pelo exílio. Segundo ele, o intelecto vem auxiliar a alma em seus confrontos com os interesses do corpo, pois esta se encontra sempre em desvantagem devido à capacidade corporal de exemplificar concretamente suas razões. O intelecto é a base do mundo civilizado que, em oposição ao instinto animal, faz soar com coerência as intenções da alma, criando, com a razão, possibilidade para que a alma expresse concretamente suas motivações e impulsos.

A verdade é que, um milênio depois, esta disputa começa a mostrar indícios de que está chegando ao fim. Não que tenhamos descoberto quem é o impostor, mas sim que não há impostores. Alma, intelecto e corpo são instrumentos humanos de recebimento. O intelecto deveria ser um instrumento que permitisse às necessidades e aos estímulos do corpo serem legitimados na compreensão e levados à alma. O mesmo deveria se dar no sentido inverso: através do intelecto, a alma (e seus estímulos) atingiria a legitimação na atitude corpórea.

O intelecto, ou consciência, é o decodificador do que é recebido tanto "de cima", espiritualmente, no espaço-alma, como "de baixo", através das sensações no espaço-corpo. Quando este decodificador não funciona em harmonia e de maneira saudável, pode passar a decodificar de forma truncada. As mensagens podem então ser deturpadas ou retidas, impedindo o recebimento. Portanto, qualquer ato físico, especialmente a alimentação, pode acabar sendo uma disfunção provocada pelo mau recebimento de uma mensagem decodificada erroneamente desde nossa alma.

Certa vez, um homem muito abatido dirigiu-se ao Iud (discípulo do Rabi Jacobs Itschak Lubliner) e pediu-lhe que rezasse por sua saúde. O Iud disse-lhe que fosse pedir isso a um certo senhor chamado Shalom, numa cidade próxima.

Ao chegar, o homem descobriu que o único Shalom que lá vivia era um bêbado que morava na periferia da cidade, num casebre miserável. O homem esperou que Shalom ficasse sóbrio e então fez seu pedido. O bêbado pediu um galão de uísque e, após recebê-lo, aconselhou o homem a se banhar no rio, pois desta forma ficaria curado. E assim aconteceu.

Quando o homem voltou a se encontrar com o Iud, perguntou ao rabino por que o havia enviado a um bêbado. O rabino respondeu:

"Meu amigo Shalom tem uma natureza fantástica e gentil e frequentemente ajuda aqueles que o procuram. Sua única falta é o vício por um bom trago, mas é este desespero por bebida que o salva de todos os outros pecados."[12]

---

[12] *Niflaot Ha-Iehudi*, publicado em iídiche por J. Kleiman, Varsóvia, 1925.

Esta história ilustra uma situação onde a alma se comunica com o corpo através do apego à bebida. Retirar a bebida a tornaria vulnerável a todos os outros "pecados". Em outras palavras, por vezes não podemos deixar de beber ou comer em excesso, sob o risco de nos encontrarmos numa situação de vida que nos parece, de alguma forma, ainda pior. De uma maneira que soa política e espiritualmente equivocada, afirmamos: prefiro ser gordo e obeso! E estamos sendo fiéis a nós mesmos, pois emagrecer ou abandonar um vício pode ser muito perigoso, se esta mudança não vier acompanhada de um esforço para deter ou modificar aquilo que só não aflora graças a este pequeno truque de decodificação transformando "energias" negativas em celulite, obesidade ou tecido adiposo.

Uma dieta pressupõe um acerto bem mais amplo que apenas uma fórmula que procure eliminar as consequências ou causas imediatas. Uma boa dieta quer dizer, em última análise, autoconhecimento.

Este autoconhecimento significa penetrar nosso "intelecto" e revelar a nós mesmos as disfunções em nossa decodificação. Quando estas se tornam conhecidas e o processo de "dieta" se inicia, lentamente se restabelece o fluxo de recebimento e, aos poucos, quase que imperceptivelmente, há alívio, melhora e "emagrecimento". Não há atalho no retorno ao lar. Nossa melhor opção é o caminho direto que não passa por outros endereços, por outras dietas que visam apenas a busca de um corpo artificial. Nosso corpo é o produto cumulativo de nossa história emocional e espiritual, das opções de vida que fazemos em razão de nossas disponibilidades emocionais e espirituais. Mudar este produto também é algo que se dá cumulativamente, mudá-lo repentinamente é um convite ao desequilíbrio – uma negação desta historicidade que somos nós mesmos. Talvez nos seja surpreendente, mas nossa forma é como é porque assim nos expressamos espacialmente da maneira mais verdadeira no universo.

O exílio é geralmente consolidado pelas diversas maneiras pelas quais erroneamente tentamos abrir nossos canais para o recebimento. A corrida desesperada à geladeira na tentativa de se viver uma situação de recebimento, por exemplo, tem consequências trágicas. Explicam os rabinos que "o que mantém o exílio é nosso contentamento em permanecermos nesta situação"[13] e também que "o pior exílio é aprender a conviver com ele" (R. Bunam[14]). Ou seja, muitas vezes dizemos que queremos emagrecer, mas não queremos. Queremos perder peso, mas não estamos interessados em abandonar o exílio. Sabemos o que está por trás da obesidade e a aceitamos internamente, ao passo que externamente fazemos esforços infrutíferos para nos livrarmos dela. Não aceitamos restabelecer os canais de algum tipo de recebimento que não estejam funcionando e preferimos a dieta que vai apenas nos fazer perder peso através de uma técnica.

A história que se segue nos alerta sobre a natureza dos processos de mudança.

Certa vez, um acrobata veio até Krasny e anunciou que atravessaria o rio equilibrando-se sobre uma corda estendida de uma margem à outra. O Rabi Chaim Krasner, um discípulo de Baal Shem Tov, ficou eletrizado olhando a performance. Seus amigos repararam em sua profunda concentração e introspecção e indagaram sobre o que atraía tanto sua

---

[13] *Shaar Bat Rabim*, p. 16, publicado em hebraico por C. Yedvobner, Bialistok, 1914.
[14] Rabi Bunam Simcha de Pshiskhe (1765-1827), conhecido como *Iud*.

atenção e o havia mergulhado em pensamentos. O rabino respondeu:

"Eu estava aqui pensando sobre a tranquilidade com que o acrobata submete sua vida a tamanho perigo. Você talvez diga que ele o faz pelo dinheiro que, com certeza, a multidão de admiradores vai lhe jogar. Mas isto não é verdade, pois, se ele pensar nisto, certamente acabará caindo na água. Todo o seu pensamento deve estar concentrado apenas em uma única ideia: a de manter o equilíbrio, impedindo que seu corpo se incline, mesmo que na espessura de um fio de cabelo que seja, para um dos lados. Sua segurança depende de sua determinação em manter-se ereto, sem pensar na recompensa. Pois é desta maneira que os seres humanos deveriam atravessar a estreita corda da vida."[15]

Embora, na realidade, o acrobata espere ganhar dinheiro e seja esta sua aparente recompensa, se, por um instante, se desviar do verdadeiro trabalho, que é o de concentrar-se em seu caminho e fazer todas as microcorreções de equilíbrio no percurso, ele cai. Usar uma balança como medidor de fracasso ou sucesso em nosso recebimento é não compreender que tanto o peso quanto a gordura são efeitos colaterais de um mau recebimento e de uma não aceitação de nossos corpos. A diminuição de peso é apenas uma "recompensa" – concentrar-se nela pode significar perder o equilíbrio e cair na água!

O conceito magro/gordo não permite que atravessemos uma margem à outra com equilíbrio. Acabamos titubeando a cada passo da corda bamba, certos de que estamos nos cuidando e mantendo o controle quando nos importamos mais com a água abaixo e com a altura da corda do que com o passo dado.

[15] *Tiferet Ha Iehudi*, publicado em hebraico por J.K.K. Rokotz, Varsóvia, 1911.

Nenhuma balança pode nos dizer se estamos leves ou pesados, a não ser a interna.

O Outro Lado (*Sitra Achra*) é o que nos distrai do passo, toma forma de balança e aponta um caminho que não é caminho.

Ietser ha-rá – O mau impulso
(O meio impulso)

O pior exílio é o exílio da paz de espírito. Este é o exílio sofrido por aqueles que são subjugados por seus desejos, mesmo sabendo que são fraquezas![16]
— O rabino de Belz[17]

Então, o que fazer? O primeiro passo é reconhecer o mau impulso. "E qual é o mau impulso?", perguntou Mezeritzer.[18] " É o meio impulso, o impulso ambivalente."

Tanto o estudo quanto qualquer outra atividade na vida em que empenhamos apenas metade de nossos corações não têm valor nem para o corpo e nem para a alma. Aquele que vivencia com meio coração é como se estivesse dormindo pela metade.[19]

Esta sensação de divisão e ambivalência é uma manifestação da estrutura "sensorial" da alma. Da mesma maneira que nossos nervos têm a função de sensibilizar-nos das alterações em nosso corpo, monitorando trocas internas e externas, nosso "meio coração" ou "um quarto de coração" ou "coração pleno" (*Lev*

---
[16] *Daver Shalom*, publicado em hebraico por A.B. Michelson, Prezemysi, 1910.
[17] L. Newman, *The Hasidic Anthology*. Nova York: Schocken Books, 1963, pp. 100-11.
[18] Rabi Dov Baer (1710-1772), o Mezeritzer. Conhecido como o "Grande Maguid" (o grande contador de histórias), foi discípulo do Baal Shem Tov.
[19] *Midrash Ribesh Tov*, II, 5ª, publicada em hebraico por L. Abraham, Kecskemet, 1927.

Shalem) são gradações de uma monitoração da alma. Se você quer ser magro, mas um impulso lhe move em direção à geladeira e, diretamente, a alimentos que são totalmente dissociados de seu fluxo físico de recebimento com o único desejo de se fartar, e você sabe disto, claramente não se configura numa situação de coração pleno. Esta ambivalência expõe que aqui há um mau impulso envolvido. É óbvio que quando iniciamos esta trajetória dramática rumo à geladeira já estamos sob o domínio de um impulso que, pleno ou não, é predominante. Nossa única saída é a percepção de que este é um impulso dividido, e a partir daí tentarmos iniciar um processo libertador que nos resgate deste exílio com o qual conluiamos.

O Rabi Zalman,[20] citando uma comparação do rabino David Zelig, explica:

> Uma criança nasce, cresce, chora. Está com fome, com frio, solitária, não consegue entender o que está acontecendo. Está assustada e confusa. Em cada uma destas situações a mãe pega a criança e a leva ao seio. E então a criança se sente bem novamente.
>
> E nós, o que fazemos? Sentimos fome? Vamos até o refrigerador. Sentimos frio? Vamos até o refrigerador. Sentimo-nos solitários? Vamos até o refrigerador. Não entendemos o que está acontecendo no mundo? Vamos até o refrigerador. Estamos deprimidos? Vamos até o refrigerador. Queremos estar em contato com nossa essência? Vamos até o refrigerador.
>
> No entanto, pode ser apropriado ao bebê ir ao encontro do seio quando diante de todas estas necessidades, pois

---

[20] Rabi Zalman Schachter Shalomi. Rabino americano fundador de *Pnai Or*, Movimento de Renovação Judaica na Filadélfia. Citação de palestra realizada em São Francisco, 1982.

o seio, com certeza, dá todas estas respostas e diz algo que tem a ver com estar solitário ou com frio, solucionando os problemas. E se o sentimento é o de estar confuso, há descanso no seio... E se o bebê busca afirmação, também esta se encontra lá. E se busca por estas energias para as quais não temos sequer nomes e que dizem "sim" a um ser humano, e que se você não as tem não é possível sobreviver, também as obtém lá. E tudo isto está vindo através do seio ao bebê. Mas, para um adulto, não quer dizer que tudo isto venha apenas através de um mesmo canal. E todo este meu tecido adiposo em excesso não é nada mais do que um sinal de que não me dirigi à fonte correta. Estava procurando por algo que me ajudasse de imediato e recorri a apenas uma fonte quando deveria ter recorrido a outras.

Diante destes meio impulsos que nos levam à fonte errada, a questão maior é: como detê-los? Como detectar que são meio impulsos e como revertê-los a impulsos plenos?

O segredo é revelado pelos mestres chassídicos da "dieta". Eles nos apresentam uma fórmula com três estágios para nos livrarmos do meio impulso de ir à fonte errada já desencadeado. Eles são:

1) CABALA (receber)

O primeiro estágio é o de permitir-se viver o caminho rumo à geladeira. Ao contrário de lutar, devemos viver este impulso plenamente. Desde a esperança presente na sensação de abrir uma nova porta lacrada pela sucção das borrachas que a emolduram, da sensação de liberdade proporcionada pelas múltiplas opções que por detrás dessa porta se configuram em "geleias", "queijos", "tortas", até a deliciosa sensação de controle que sentimos ao empilharmos ingredientes sobre a mesa ao lado e termos sonhos ousados com combinações de gostos diferentes; tudo isso se configura na antiga busca do seio materno. Este microcosmo de experiências transforma a sua cozinha no ponto focal de sua casa, o *sanctum sanctorum* (o *Kodesh Ha-Kodashim*), o seu *axis mundi* naquele instante, o peito incondicional. Lá se encontra uma arca sagrada sob a forma de refrigerador e no seu interior a única possibilidade de conexão com o futuro e com a salvação. O importante é não fugir desta condição. Pelo contrário: permita-se essas sensações e sinta-se um Grande Sacerdote em sua marcha rumo ao sagrado.

No interior dessa geladeira/arca há somente formas de energia estáticas, desvinculadas do processo de vida, de recebimento. Não há comida *Kasher*, ou *Le Chaim* (pró-vida!), e de repente sua ilusão de um movimento de serviço e de devoção sagrada se transforma num ato de idolatria. Um serviço estranho (*Avoda Zara*), um serviço aos deuses da forma e do escapismo, do absoluto que não é absoluto e que não alimenta a esperança, mas que se revela como um mergulho ainda mais profundo na escuridão – não um serviço, um desserviço.

Esta é a natureza do *ietser ha-rá* (a inclinação ao negativo): "hoje te diz: 'faz isto', amanhã te diz: 'e agora faz aquilo', até que te diz: 'vai adorar ídolos', e, simplesmente, 'vamos'" (*Shabat*, 105b).

Poder viver o meio impulso intensamente é a maneira de não permitir que se mantenha em sua forma ativa, ou seja, camuflado na ambivalência, no meio coração.

Essa é a tarefa do segundo movimento.

2) ACHNAÁ (domínio/autocontrole)

Conquistar este impulso original, quando nosso fantasma se coloca diante da geladeira e roga em tom quase melodramático: "NÃO!", tem contornos um tanto quanto repressivos e artificiais. Nosso problema é que, ao nos dirigirmos ao refrigerador, também estamos sob a ação de uma medida repressiva. Parece-nos que este fantasma se agarrando à geladeira é externo e que só algo que aconteça "externamente" pode reprimir manifestações de caráter interno. Mas quem é externo? Por certo não é o corpo ou a alma, ou o intelecto, como tentava averiguar a questão medieval. O que é externo é o intercâmbio destes, sua troca com o fluxo de recebimento. É isto que o pobre e afetado fantasma tenta fazer ou explicar. Ele diz: "Você não está verdadeiramente aqui nessa situação, você pensa que está aqui. Você não quer, pensa que quer!" O problema e a ineficácia de nosso fantasma estão em querer contrapor este tipo de argumento diante da concretude de "tortas" e "queijos". Perguntamos: "Querido fantasma, você sugere que eu me pergunte qual é o verdadeiro querer em meio a esta loucura de vozes internas?" "Sim", responde o fantasma, com o mesmo ar afetado e moralista. Afinal, ele representa o mundo no qual se acredita que assuntos do interior podem ser resolvidos pelas vias do mundo externo. Não siga nenhum destes fantasmas ou destas vozes particulares, nem se pergunte quem é o verdadeiro "eu" nessa conferência interna; lembre-se do que dizia o Rabi Michael de Zlotzov:[21] "'Eu' é uma palavra que só tem sentido quando pronunciada por Deus." "Eu" só tem sentido quando vem da fonte que pede por *Le Chaim* (vida), por bênção. E talvez o fantasma

---

[21] Discípulo do Baal Shem Tov, o Rabi Iechiel Michael de Zlotzov, falecido em 1871, era conhecido como o Zlotchover.

também não seja assim tão alienígena a esta nossa discussão interna; afinal, ele tem mais traços de semelhança conosco que uma "geleia". Suspeite, é claro, de tudo e de todos, e isto, em si, já será importante, porque ninguém mais terá voz ativa. A angústia é feita de vozes, muitas. Retire sua legitimidade e, em vez de dar ouvidos, busque emitir vozes você mesmo. Nessa hora a voz falada é integradora, a voz escutada é eco de nossas confusões.

Estas vozes não estão nem no passado, que é o tom "afetado" e moralista do fantasma, nem no futuro, que é o saborear que farta e preenche vazios. Estas vozes estão no "presente", onde o "eu" normalmente se perde e nos leva a angústias. Este é o instante do passo do acrobata, onde o que há é apenas o passo. Em sua definição há uma margem de onde se parte e outra para onde se dirige, mas é só no passo, exatamente neste momento, que estamos com a possibilidade de contato com o verdadeiro, o único sujeito a que se referir faz sentido. Congelemos a imagem da mão no puxador da geladeira e meditemos na explicação do Rabi Isaac de Vorki:[22]

> Qual foi o verdadeiro pecado de Adão? Sua verdadeira transgressão foi que ele se preocupou apenas com o "amanhã". A serpente o iludiu, dizendo: "Você é um servo sem qualidades, incapaz de distinguir entre 'bem' e 'mal'. Coma desta fruta e será um servo útil, sabendo optar pelo bem e recebendo as recompensas por isto." E Adão, preocupado com o futuro, ouviu e comeu. Não o teria feito se tivesse se concentrado em sua responsabilidade do momento, que não era a de ficar decidin-

---

[22] Discípulo do Rabi Bunam, o Rabi Isaac de Vorki (1779-1848) era conhecido como o Vorker.

do entre "bem" e "mal" no futuro, quando diante dele estava nada menos que a própria serpente.[23]

A serpente nos faz pensar no futuro, nos fala de quantos quilos perderemos por semana. Um regime se expressa em semanas, uma dieta se expressa no instante. E o instante é repleto de vozes internas. Estas vozes têm uma dimensão tão interna que não há fantasmas (externos) defendendo uma posição contrária, disputando nossa decisão na lábia. Identificar isso é ao mesmo tempo um ato de controle e de deslegitimação.

Conta-se que um homem resolveu colocar-se à prova: passaria o sábado sem comer ou beber. Quando o dia já ia bem próximo ao final, uma sede irresistível apoderou-se do homem e ele se dirigiu a uma fonte d'água. Porém, no momento em que se aproximou da água para bebê-la, ficou determinado em perseverar em sua disciplina e conseguiu controlar-se. De imediato foi invadido por um sentimento de impropriedade e falsidade, já que reconheceu que o que estava fomentando sua persistência, o que o havia feito frear o desejo, era seu próprio orgulho do controle de seu impulso. Pensou: melhor beber do que ser hipócrita, e ficou assim entre o desejo de beber e a luta contra o orgulho, até que num determinado momento percebeu que já não tinha mais sede.

No dia seguinte procurou o rabino de sua cidade para saber o que havia acontecido e como deveria ter procedido. O rabino então lhe explicou: "Há dois tipos de almas: as inteiras e as que são como colchas de retalhos. A sua é como as últimas."[24]

---
[23] Martin Buber, *Die Chassidischen Bucher*. Berlim, 1928, p. 548.
[24] Martin Buber, idem, p. 417.

A CABALA DA COMIDA 57

Quando as vozes se tornam externas, somos colchas de retalhos. Por isso devemos primeiramente nos permitir viver integralmente a experiência da mão na geladeira, respeitando as vozes interiores. Não devemos nos iludir, acreditando que nosso fantasma que se interpõe e diz "não" é capaz de conter o desejo que nos move em direção à geladeira. Muitas vezes isso é apenas um jogo de cena de nossa ambivalência, servindo aos propósitos do próprio meio impulso. Ou seja, é um deus menor que se opõe a outro, produzindo a ilusão de que há algo de sagrado nesta batalha. Na "dieta", a procura é a do último-absoluto, movimento contrário ao de servir a impulsos imediatistas que resultam em constantes fracassos e na impossibilidade de verdadeiramente mudar condutas.

Autocontrole, neste sentido, não é sublimação, mas trocar um deus menor por outro. Autocontrole real é encontrar o único Deus que está por trás do princípio que integra e que desmascara as vozes mais "confiáveis e coerentes" que se dissimulam em nossa mente. "Ouça com todo o seu coração" – "*Be chol levavcha*" – e não com metade dele. A prova dos nove destas vozes sempre será não se restringir a escutá-las, mas a verbalizá-las. Neste ato ouvimos a voz integrada à nossa identidade e sabemos reconhecer o som de reproduções baratas. Se não as externarmos como nossas, elas podem nos confundir. Conquiste-as, fazendo delas a sua voz, e não a de um fantasma.

Isso feito, podemos seguir para a terceira e última etapa:

3) AMTAKÁ (adoçamento/purificação)

Muito bem, você se percebeu e se redescobriu neste momento crucial em que está com a mão no puxador da geladeira, mas é necessário um terceiro estágio: o de transformação deste impulso inicial. Uma transformação verdadeira e não um deslocamento puro e simples que irá acabar por engordá-lo em outros planos. A mão na geladeira é como todas as outras falsas arcas sagradas que o afastam da possibilidade de compreender a natureza daquilo que o aflige – o que aqui denominamos de obesidade. Era sobre este deslocamento que falava a história de Shalom, o bêbado, para quem era melhor abrir a geladeira e entregar-se ao vício, já que esse tinha uma função. E aqui está a chave principal: desfazer os personagens e os pré-conceitos.

A voz interna que lhe enviava sinais para ir à geladeira não era perversa. Pelo contrário, ela era o melhor impulso que poderia surgir no exílio. O truque do meio impulso é gerar culpados e apontar "demônios" que nos livrem do encontro com a maturidade e com a capacidade de nos responsabilizarmos. Então, para nos transformarmos, temos que voltar à cena do crime em vez de fugir. E devemos reconhecer que há sabedoria em nossa intuição: afinal, de exílio ninguém entende melhor que a psique de cada um de nós. A ida à geladeira é o lugar natural da batalha, diferente do que nos queria fazer crer o fantasma. Se você busca mudanças e sonha com a diminuição da distância que o leva à sua casa, retirando-o do exílio, então não há outra saída, você terá que se transformar. A saída do exílio está em nos reconhecermos estrangeiros no lugar que nos colocamos.

Transformar é adocicar o lugar que nos é estranho. O caminho da casa começa justamente no exílio. Quando reconhecemos quem somos em pleno estranhamento, começamos a nos encontrar: estamos então diante do portal que nos leva a saber quem somos.

E quem você é?

Você é cosmicamente um ser que se pegou com a mão na geladeira. A transformação só pode se dar se você "adocicar", ou seja, tornar mais próximo de si não só a vontade de salvar-se das garras da geladeira, mas também seu outro objetivo – o de querer preservar a linha estética e estar associado com a vida, com a saúde e com *Le Chaim*. Ambos os polos destes quereres internos – comer e cuidar-se – pedem um compromisso mais pleno e mais holístico com quem você é.

Sua mão no refrigerador para cometer "idolatria" (alimentar-se não como um ato sagrado) representa uma fuga do presente. Lembre-se: "O sentir é amarrado a um tempo, uma ocasião. Deixar para sentir depois é transferir a prioridade para uma fila da qual nenhum de nós conhece o tamanho ou o tempo necessário para se chegar ao fim, quando o que deixamos para trás voltará a ser uma prioridade."

Adocicar é o ato mais complexo, pois tem a ver com o indivíduo. Tem a ver com entender qual a origem da fome que nos levou à geladeira ou o que na realidade esperamos receber que se faz tão urgente. Tão urgente que é abandonado! O escritor e poeta N. Bialik[25] dizia: "Como não sei o que lhe dizer, escrevo esta longa carta."

Todos nós escrevemos longas cartas que passam pela geladeira e por outros endereços quando não sabemos dizer aquilo que se faz tão urgente. Talvez a verdadeira resposta esteja escondida na própria sugestão de adocicar (MATOK), pois esta palavra, usando-se a técnica cabalística do *notarikon* (a permutação das letras do radical), se transforma em "TAKUM" – "Levanta-te!".

Afinal, quem de nós já não experimentou momentos de sensatez em que evitamos algo que nos despertou o apetite por percebermos que nos faz mal? Ampliando nosso horizonte e a perspectiva daquilo que está em jogo numa realidade, encon-

---

[25] Chaim Nachman Bialik, poeta hebraico (1873-1934).

tramos uma abertura para a mudança. Integrar-nos a essa perspectiva é adocicá-la. Por isso nos é dito primeiro que vivamos ao máximo a experiência da mão na geladeira enquanto vozes internas.

Nosso fantasma, que se interpõe e diz "não", não tem a mesma força que o desejo que nos move em direção à geladeira. Este fantasma tem a ver com a dimensão do regime – de um deus menor que se opõe a outro.

A eliminação do mau hábito (*tshuvá*)

O LADIER[26] DIZIA:

> Vinte e um anos eu dediquei a encontrar minha verdade. Sete anos precisei para aprender o que é verdade; sete anos para livrar-me da falsidade e sete anos para adquirir o hábito da sinceridade![27]

O Ladier descreve o processo de mudança de um indivíduo, de quebra de hábitos, como uma sequência que vai do sofrimento ao despertar, à vontade, à ação e, por fim, à mudança. Depois que ele se propõe a conhecer sua verdade, seguem-se sete anos de esforço de busca do autoconhecimento, sete anos de esforço para livrar-se daquele que é falso e com o tempo tornou-se parte de si, camuflado de vontade, e mais sete anos de esforço para consolidar estes aprendizados como parte integrante de quem ele é.

Para entender estes últimos sete anos, temos que perceber que pequenos atos que nos são imperceptíveis vão, com o passar do tempo, determinando nosso comportamento e se transformam na essência do nosso ser e de nosso destino.

---

[26] Ver a nota 10.
[27] *Kedushat Eliezer*, p. 74, publicado em iídiche por A. Kaham, Varsóvia, 1930.

Ou, como explicam os rabinos:

Um homem do vilarejo lamentou-se com o Kobriner que a inclinação ao negativo (*ietser ha-rá*) acabava sempre por fazê-lo transgredir. "Você anda a cavalo?", perguntou o rabino. "Sim", respondeu o homem. "O que você faz quando por algum motivo cai do cavalo?" "Monto de novo!", exclamou o homem. "Imagine que o impulso negativo é um cavalo", concluiu o rabino. "Se você cair, monte de novo, e por fim você irá domesticá-lo."[28]

O que o rabino tenta nesta comparação é determinar a diferença entre uma dieta e um regime. Dieta pressupõe disciplina, paciência e perseverança; trata-se de um esforço por toda a vida. Muitos são os que invalidam este tipo de dedicação contínua, valendo-se da ideia de que é tudo um sacrifício em vão, de que é impossível mudar, que é melhor engordar e trocar parte da sua saúde pela possibilidade de aproveitar a vida em toda a intensidade. Não entendem, no entanto, que uma dieta fará confluir as esferas da saúde e do cuidado com as do prazer e da satisfação, em vez de contrapô-las. Uma dieta, em si, é cheia de significado e nos é prazeroso o simples fato de compartilhar com nosso organismo o esforço pela saúde, tarefa maior da essência de nosso ser. Regimes, ao contrário, são sacrifícios e renúncias vazias bastante diferentes das dietas que produzem uma nova visão pela qual se vive. A dieta representa estar-se transformando constantemente num movimento de parceria com a vida.

---

[28] *Or Iesharim*, p. 108, publicado em hebraico por M.S. Kleinman, Piotrkov, 1924.

Mudar, por sua vez, tem a ver com poder livrar-se de atitudes e padrões que se repetem constantemente sem que percebamos. A cada repetição estamos mais vulneráveis à inclinação ao negativo, e é esta inclinação ao hábito, ao que não é pensado ou escolhido, que acaba por nos impossibilitar a liberdade. Exemplo deste fato é a lenda relacionada à observância do acendimento de velas ao entardecer da sexta-feira no início do sábado sagrado. Ela conta que, ao chegar a casa no sábado, se é acompanhado por dois anjos, um de cada lado, representando o bom e o mau costume. Se ao chegar a casa as velas tiverem sido acesas por alguém da família, então o anjo mau tem que se curvar a esta situação e dizer com o anjo bom: "Que assim seja no próximo sábado!" Porém, se as velas não estiverem acesas, então é o anjo bom que tem que acompanhar o anjo mau e dizer: "Que assim seja no próximo sábado!" Em outras palavras, as atitudes reforçam sua própria forma cada vez que são vividas. Como a experiência nos mostra, não há neutralidade – ou mudamos ou ficamos iguais, *mais iguais*.

Ao seguirmos regimes que se assemelham a receitas ou manuais, em vez do esforço de internalizar e transformar, mais cedo ou mais tarde, acabamos por sofrer recaídas. A cada recaída ficamos mais longe de nosso objetivo, pois não há neutralidade. Recaídas reforçam ainda mais os hábitos, tornando até mesmo o próprio regime mais um instrumento de obesidade.

Prestemos atenção a esta reclamação de um discípulo que basicamente explicita a ineficácia e o vazio da busca que se segue regime após regime:

Um jovem rabino desabafou com seu mestre:
"Durante as horas em que estudo sinto-me cheio de vida e luz, mas logo que cesso meus estudos este sentimento desaparece. O que devo fazer?"

Respondeu o rabino:

"Isso se assemelha a um homem que vaga pela floresta numa noite escura e em parte do caminho é acompanhado por alguém que carrega consigo uma lanterna. Mas chega o momento em que seus caminhos se separam e ele deve seguir sozinho. Se tivesse sua própria lanterna, não precisaria temer a escuridão."[29]

É importante que saibamos internalizar a experiência da dieta em sintonia com a vida e com o recebimento. Caso contrário, os regimes vão se somando e impregnando-nos de nossas próprias dificuldades.

Esta compulsão à repetição de certos padrões nos leva a momentos em que perdemos nossa autoestima e com ela a perspectiva de nosso sentido mais amplo, nossa grandeza. Não reconhecemos a importância de cada momento e o potencial de transformação que existe apenas em cada um deles. Somente neste presente absoluto há poder e é nele que devemos nos perguntar:

Se eu não sou por mim, quem será?
E se sou só por mim, o que sou?
E se não agora, quando?[30]

Uma boa dieta só é possível quando percebemos nossa grandeza a cada instante e, em vez de nos policiarmos, adquirimos a consciência de que "e se não agora, quando?".

O Rabi Shlomo[31] perguntava: "Qual a pior coisa que uma inclinação negativa pode conseguir?" E respondia: "Fazer-nos

---

[29] *Kotzker Maassiot*, p. 41, publicado em iídiche por E. Bergman, Varsóvia, 1924.
[30] *Pirkei Avot* (Ética dos Ancestrais), 1:14.
[31] Discípulo do Mezeritzer, o Rabi Shlomo, falecido em 1792, era conhecido como o Karliner.

esquecer de nossa grandeza, de que somos imagem e semelhança do Criador."³² Ao nos diminuirmos no instante presente, aceitamos o domínio do que acreditamos falsamente como "*nós*" e não conseguimos viver plenamente! Perdemos contato com o potencial do momento e nos aceitamos menos do que na realidade somos. Podemos pensar que, simbolicamente, ser menos do que somos nos tornaria mais esguios e menos obesos, quando na verdade é aí que reside o próprio vício. A razão pela qual nos apegamos emocionalmente aos alimentos esconde o desejo de "preencher" vazios e dar conta da insuportável sensação de insignificância. Então engordamos como uma reação patológica à impossibilidade de crescermos. Em vez de crescermos como indivíduos, crescemos para o lado. Mas para o lado não ocupamos nosso lugar no mundo; pelo contrário, nos desterritorializamos fisicamente num exílio que exigirá dietas para resgatar o equilíbrio.

---

³² *Dor Deah*, p. 170, publicado em hebraico por Y.A. Kamelhan, Bilguray, 1933.

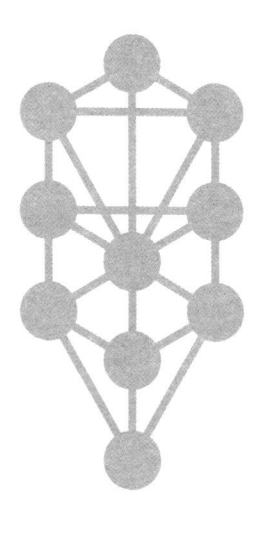

III.
O HOLISMO RABÍNICO

Consciência da substanciação – *Bracha*

... Manter o aparelho digestivo em perfeito funcionamento é tão difícil quanto abrir as águas do mar Vermelho.[33]

UMA DAS IDEIAS de mais difícil assimilação é o fato de que os alimentos passam a ser parte daqueles que os ingerem – "somos o que ingerimos". Da mesma forma que a consciência ecológica esbarra no distanciamento entre o indivíduo e a consequência de suas ações, na alimentação também nos esquecemos dos custos de nossas ingestões. Não somos uma lata de lixo ou uma centrífuga capaz de tudo absorver e muito do que ingerimos possui um efeito poluente imediato e cumulativo.

Essa consciência deve existir tanto em nível teórico – no discernimento adquirido por meio do saber e das culturas – quanto no nível prático de nossa rotina através de disciplinas. Podemos apreender muito de nosso cotidiano alimentar e suas implicações apenas prestando atenção e resgatando uma consciência ao nos alimentar. Precisamos encontrar uma forma cultural que reponha o espaço instintivo que foi perdido da natureza animal como preço pela escolha da consciência e da cultura.

A tradição judaica sugere um instrumento criado especialmente para cobrir as brechas do instinto em nossa percepção da *substanciação* dos alimentos, ou seja, de que eles são a ma-

---

[33] *Avot de-Rabi Natan*, C. 11.

téria de nosso próprio corpo. Este instrumento essencial diante da alimentação se denomina de *Bracha*, literalmente traduzido como bênção. A bênção, que como conceito também chegou a outras tradições, tem normalmente um sentido devocional de agradecimento. Aqui, porém, estamos nos referindo a outro tipo de bênção, justamente a que se pode obter a partir do alimento e não aquela que se confere ao alimento. Esta bênção tem como função fazer com que tomemos consciência do alimento à nossa frente e que o incorporemos à nossa existência em vários níveis. Explica o Ari, rabino Isaac Luria, um dos mais importantes místicos do judaísmo, em seu *Shaar Ruach Ha-Kodesh*:[34]

> Meu mestre me ensinou que o primeiro passo em direção ao *Ruach Ha-Kodesh* (Espírito Santo) é a bênção feita sobre a comida. Desta forma são afastadas as carapaças (*klipot*) que se apegam à comida e subsequentemente aos indivíduos. Quando se recita a bênção sobre a comida com intenção, as carapaças nocivas são removidas, purificando assim o corpo daqueles que a ingerem. Desta forma, a comida se torna espiritualmente neutra e transparente, pronta para ser imantada com o sagrado. Meu mestre enfatizou muito este aspecto.

Portanto, as bênçãos de conscientização fazem com que o indivíduo pare diante de cada situação de ingestão e se dê conta do ato e também do tipo de alimento ou energia a ser ingerida.

Segundo essa visão, existem cinco bênçãos distintas de acordo com a força energética dos alimentos. As três primeiras são classificadas de acordo com sua natureza e energia original, antecedendo o próprio ato de ingestão:

---

[34] *Shaar Ruach Ha-Kodesh*. Coletânea de oito volumes (oito "portas") contendo a maior parte dos ensinamentos do Rabi Isaac Luria. Compilada pelo Rabi Vital no século XVI, foi publicada em 1863.

A CABALA DA COMIDA 71

- "Abençoado Sejas, ó! Eterno, que criaste os frutos da terra" (*Pri Ha-Adama*): é a bênção dos alimentos retirados da terra e em contato direto com a mesma. Esses têm associada uma bênção que especifica a sua origem.
- "Abençoado... que criaste os frutos das árvores" (*Pri Ha-Etz*): assim se abençoa os alimentos retirados diretamente de árvores.
- "Abençoado... que criaste tipos de alimentos não crus" (*SheHakol*): dessa forma são referidos os alimentos transformados através de cozimento ou qualquer outro procedimento que altere o alimento cru.

As duas últimas categorias são de natureza diferente e servem a casos mais específicos:

- Os alimentos transformados por processos naturais de fermentação são referidos por duas bênçãos distintas. O vinho – através da bênção "Abençoado... que criaste os frutos da vinha", *Ha-Gafen* – tinha no Oriente Médio antigo um status especial por ser a única substância capaz de provocar estados alterados de consciência. O pão, por sua vez, como símbolo do alimento fundamental – designado pela bênção "Abençoado... que tiraste o pão da terra" (*Ha-Motsi*) –, afirma ser a terra a fonte original de toda a matéria. O pão é o símbolo sagrado da matéria que compõe toda forma de alimento e de vida. Ele sai da terra, assim como o ser humano. A terra que come terra, com certeza, reencontra naturezas.
- "Agradecemos por viver e sobreviver até este momento em que vivenciamos esta energia – este gosto, situação ou emoção" (*She Hechianu*): trata-se de uma bênção para

conscientizar e preparar a energia a ser ingerida referente a essências raramente ou nunca antes experimentadas. Quando ingerimos algo que não comíamos há muito tempo, ou algo novo que jamais havíamos provado, ou na primeira oportunidade de nos alimentarmos de produtos de uma estação do ano, proferimos a bênção que diz: A *Bracha*, a bênção, é, portanto, um freio automático ao impulso de ingerir sem que antes estejamos conscientes deste ato e das energias envolvidas nele. Uma vez que desejamos nos libertar do vício automático de pegar e levar à boca, devemos usar estas *brachot* ou até mesmo criar "bênçãos" que funcionem como antídotos aos hábitos e vícios.

Uma parábola chassídica com relação ao automatismo de levar alimentos à boca relata:

> Um homem que se havia livrado de maus hábitos sob a supervisão do rabino Lekivitzer reclamou que por vezes se sentia fortemente atraído pelos antigos hábitos. O rabino respondeu: "Conheço um dono de bar que sofria com a repetida violência e com o tumulto causados pelos clientes, e que por esta razão modificou seu negócio de um bar para uma tranquila e inocente quitanda. Certa vez, um homem embriagado que já estava acostumado a parar ali para um trago bateu à sua porta. E você acha que isso pegou o dono do bar de surpresa? Claro que não. Ele sabia que seria natural para o viciado esquecer que havia ocorrido uma transformação naquela loja, especialmente quando estava sob a ação do álcool. Tudo que ele teve que fazer foi lembrar ao cliente que seu negócio havia mudado, e este se retirou de imediato. O mesmo ocorre com você. É natural que você anseie pelos seus antigos hábitos. Mas simplesmente

A CABALA DA COMIDA 73

lembre-se de que você definitivamente alterou seu modo de vida e o desejo o abandonará de imediato."[35]

A *Bracha* é este dono de bar interno que cada um de nós deve construir. O que ingerimos deve estar de acordo com o modo como nos percebemos, com nossa forma de vida. Para ingerirmos, temos que saber primeiro quem somos. Apenas quando sabemos a especialidade de nosso "estabelecimento comercial" é que podemos ser adequadamente quem somos. Pode parecer um tanto complexo saber quem somos cada vez que estivermos por ingerir algo. É isto, porém, que representa a gestão da própria vida e que ocorre com os demais seres vivos. O ser humano apenas agrega com sua consciência uma forma de sofisticação que até então, antecedendo sua evolução, era delegada unicamente ao aparato instintivo. Nesse sentido, as bênçãos evocam, através da constatação energética ou de especificidades dos alimentos, o potencial humano de honrar dons e qualificações. Ao fazer isso o ser humano resgata dentro de sua condição específica sua nobreza para apropriadamente inserir-se na rede do recebimento.

---

[35] *Or Iesharim*, p. 31. idem, nota 28, p. 61.

Consciência da essência energética dos alimentos – Kashrut

... Desde a destruição do Templo, cada mesa em cada casa tornou-se um altar...

(Talmude, *Pesachim*, 4b)

SEGURAMENTE A QUESTÃO mais importante na observância da tradição judaica é a dieta. Esta dieta é regulada por aquilo que chamamos de *Kashrut*. A *Kashrut* é o conjunto de leis dietéticas judaicas encontradas na Bíblia, elaboradas pelos rabinos no início da Era Comum e que significa literalmente "aquilo que é próprio". Este sistema não tem apenas função disciplinar, mas ambiciona favorecer transformações importantes num indivíduo. O texto bíblico explicita a motivação para esta prática dizendo: "Porque Eu sou seu Deus: vocês devem santificar-se e tornar-se sagrados" (Lev. 11:14) ou "Assim farão para tornarem-se sagrados para Mim" (Lev. 20:26).

Por implicação, as leis que expressam a pureza dos alimentos são aquelas que nos mantêm sagrados, purificados e que, em última instância, estão em consonância com a vida.

Um relato do Talmude[36] conta que o Rabi Elazar certa vez disse:

No instante em que os hebreus deram preferência ao preceito de "façamos" (agir) sobre o de "ouviremos" (discernir), na passagem histórica em que se encontravam diante do mar Verme-

---
[36] *Shabat*, 88a.

lho, no êxodo do Egito, ouviram de imediato uma voz dos céus dizendo: "Quem revelou a Meus filhos este segredo?"
Rabi Elazar se perguntou: "E que segredo é este?"
E a voz respondeu: "O segredo de que a conduta afeta a crença."

Nossas vidas e nossos atos influenciam nossa forma de pensar e ser: somos aquilo que fazemos. *Kashrut* é uma conduta cujo valor maior é nos reposicionar no rumo da vida. Desta forma, os alimentos são considerados próprios por um critério que visa unicamente identificar se eles promovem ou não a vida.

Em resumo, segundo estas leis, todas as verduras e frutas são *Kasher* (adequadas). Também todos os peixes que possuam escamas, bem como a maioria das aves domésticas, são considerados *Kasher*. Peixes sem escamas, crustáceos e aves selvagens são proibidos. Entre os animais mamíferos, são permitidos aqueles que possuem patas fendidas e sejam ruminantes. Assim, o porco, que tem a pata fendida, mas não é ruminante, é proibido, enquanto o boi, que preenche os dois requisitos, é permitido (*Kasher*). Além disso, no caso de aves e mamíferos permitidos, para que sejam considerados *Kasher*, devem passar por um procedimento de abate ritual. Este procedimento exige técnicas múltiplas de eliminação do sangue e a certeza de que o animal não sofreu durante o processo.

A importância da *Kashrut* são os limites impostos que visam a disciplina e a autoconsciência e que acabam por conceituar dietas como formas imprescindíveis a serem adotadas em nosso cotidiano. Por meio da divisão em três categorias (*Fleishik*, à base de carne; *Milchik*, à base de leite; e *Parve*, neutro) os alimentos se tornam compatíveis ou não. Peixes, frutas e vegetais são *Parve*/neutros e, portanto, são alimentos que não causam incompatibilidade nem entre si, nem com outros. No entanto, carnes e aves são do tipo *Fleishik* e não podem se misturar com os produtos lácteos (*Milchik*). Entre a ingestão de alimentos à base de carne e os de leite deve-se esperar algumas horas (de três a seis horas). A razão desta lei que proíbe carne e leite juntos se encontra numa injunção aparentemente de respeito e de compaixão para com os animais encontrada na Bíblia: "Não deves cozinhar a carne de um bezerro no leite de sua mãe" (Ex. 23:19).

Pelo mesmo princípio de respeito à vida, costuma-se drenar o sangue da carne que não pode ser ingerido: "Pois a vida da carne está no sangue" (Lev. 17:11).

Esta reverência pela vida é expressa no ato diário da alimentação, tanto na separação dos alimentos à base de carne e de leite (*Kashrut*) quanto no abate ritual (*Shechita*). Quando alimentar-se implica matar formas de vida tão próximas da nossa, não basta apenas um sistema dietético. É preciso também uma postura que nos permita assumir a responsabilidade por nossa comida diante de Deus ou da própria vida. Só assim podemos assumir uma dieta que é a favor da vida.

A importância deste tipo de dieta é que através de sua prática amplia-se a própria noção de dieta. A dieta é uma forma reguladora, ecológica e orgânica de nos reconectar com o fluxo da vida e da saúde. Isto implica uma conduta harmônica com nossa própria constituição, idade e ecossistema e se traduz numa postura coerente diante da vida.

Muitas vezes nos imaginamos atraentes e aprazíveis ao outro somente por parâmetros estéticos, quando temos nossos músculos trabalhados, eliminando todo tipo de gordura, celulite ou saliência indesejado. Na realidade, o que torna a companhia de alguém agradável está mais relacionado ao estabelecimento

A CABALA DA COMIDA 77

com a outra pessoa de uma relação verdadeira e espontânea do que uma estética estática e visual. É a desarmonia que representa o impuro e que acaba por impossibilitar sermos benquistos. Quando estamos em desarmonia permanecemos distantes, invejando um mundo que não está ao nosso alcance. Ficamos perplexos porque não entendemos o motivo disso. Sem perceber, nos mantemos ao largo do fluxo de vida e de troca.

Neste sentido, a *Kashrut* redefine obesidade e anomalia como qualquer situação em que não estejamos atentos ao verdadeiro fluxo da vida. Qualquer dieta que vise a reordenar apenas um segmento do ciclo de recebimento não será apenas ineficiente, como provavelmente aprofundará ainda mais o problema.

A *Kashrut* nos sugere o exame de todos os produtos alimentícios, buscando determinar se eles tonificam o processo da vida. A *Kashrut* evoca assim outro conceito: *Le Chaim!* (Que seja para a vida!).

Uma dieta tem real valor quando baseada em princípios holísticos e próprios a cada indivíduo. Tal dieta pode ser identificada quando sua evolução vai assumindo novas formas que se adaptam a novos tempos e locais. Então, o que era uma prática antiga se renova e assume uma nova expressão de *Le Chaim* (para a vida).

Se tomarmos o conceito de que alimentos *Fleishik/Milchik* (derivados de carne/de leite) se incompatibilizam mutuamente, poderemos racionalmente levantar questões quanto à lógica desta proibição ou nos perguntar sobre a validade deste conceito como parte de uma dieta a favor da vida. Mas nem tudo é discernimento numa dieta. O que descobrimos com a experiência é que a vinculação a uma disciplina acaba por nos revelar novos caminhos de conexão com a vida. O que possa ter sido um conceito antigo fica a nós conectado não como uma forma rígida, mas como uma intenção subliminar que passa a ser internalizada e recodificada de acordo com novas realidades.

Foi exatamente deste conceito de incompatibilidade entre alimentos que surgiu entre os judeus observantes o hábito de estudar cuidadosamente os rótulos e as composições químicas dos produtos ingeridos ou introduzidos no organismo. A partir do esforço para identificar se os alimentos são derivados de carne, de leite ou neutros foi desenvolvida uma conscientização importante com relação à alimentação. Vários produtos químicos tornaram-se proibidos ou desaconselháveis graças a esta malha fina na sua classificação. Diversos adoçantes (glicerinas, glicinas), preservativos (estearatos, ácido esteárico, argol), emulsificantes (mono e diglicerídeos, polissorbato, estearato de magnésio), enzimas (pepsinas), acidulantes, condicionadores, aromatizantes, estabilizantes, antioxidantes e amaciantes foram descartados, por se tratarem de compostos de derivação animal sem tratamento ritual.

Estes produtos podem não ser antagônicos às proibições bíblicas ou rabínicas, mas sua complexidade química e de ingredientes os torna suspeitos de não ser *Kasher* (adequados). Estas questões levaram os rabinos a estudar e divulgar a composição dos produtos químicos mais comuns e que alertam o indivíduo para a realidade alimentar de nosso tempo e contexto.

Estas proibições estão vinculadas às carnes de aves e mamíferos que devem ser ritualmente abatidos, às possíveis misturas destas com produtos lácteos e também ao status dúbio de produtos quanto à sua origem. No entanto, a consciência do indivíduo de ingerir apenas aquilo que é próprio para si (*Kasher*) é referenciada pelo esforço coletivo de tornar clara a mensagem *Le Chaim*, de compromisso maior com a vida. Não basta, portanto, ser *Kasher* seguindo uma dieta estática, mas a partir da

A CABALA DA COMIDA   79

Kashrut definir um *Le Chaim* – uma postura para a vida – que tenha a ver com o indivíduo imerso em seu meio ambiente geográfico, social, psíquico e espiritual.

Seguindo esta linha de raciocínio, muitos rabinos contemporâneos pedem uma redefinição da *Kashrut*-mínima que inclua a proibição da ingestão de elementos cancerígenos ou poluentes de qualquer forma. O rabino Zalman Schachter, por exemplo, alerta para uma *Kashrut*-mínima que inclua a consciência sobre a eletricidade usada em nossas casas. Indaga ele: "Terá vindo esta energia de uma fonte suja e que coloca em perigo a vida neste planeta? Qual a origem desta luz? Será para a vida (*Le Chaim*)? Se não for, então não é *Kasher*!" Há rabinos que consideram qualquer forma de aerossol não *Kasher* – prejudicial à vida – por conta de seu poder de destruição da camada de ozônio do planeta.

Vale a pena dizer que por mais radicais que estas noções pareçam e por mais impraticáveis que elas se tornem em nossa realidade e contexto, seu valor maior está na formação de uma consciência ampliada. Cria-se através dela uma utopia, uma agenda de luta. Pois receber luz que tenha origem numa fonte contrária a um princípio no qual você acredita pode ser um receber do tipo "mar Morto", ou seja, sem se importar com a maneira como se dará a continuidade do ciclo do recebimento. Aos poucos, acabamos por nos desvincular da cadeia de vida e perder a sintonia com o processo de "receber". O termo técnico para o fato de se estar fora desta sintonia da vida ou de profanação da rede da vida é *Avoda Zara* – "um serviço estranho" ou "idolatria".

Além do esforço individual, é importante que se encontre um grupo ou uma comunidade onde a visão de *Kashrut* (do que é adequado) possa ser compartilhada. A experiência milenar judaica aponta para o caráter imprescindível de se estar conectado a um grupo humano que perceba princípios dietéticos (no sentido amplo) que possam ser compartilhados. A dieta é um esforço contínuo de engajamento e só assim pode ser parte de um processo de recebimento. Aliar-se a grupos engajados na luta por uma consciência maior pela rede da vida, sejam eles de teor ecológico, espiritual ou político frente à filosofia alimentar, proporciona alento e suporte.

Outro aspecto importante da perspectiva da *Kashrut* é a preparação que antecede a alimentação. O consumidor *Kasher* interessa-se em averiguar a procedência de seus alimentos desde a origem, passando pela forma como foram conservados, até a sua preparação. Alimentos cuja energia de preparação seja desconhecida ou "discutível" não devem ser consumidos. O caráter proibitivo absoluto religioso transforma-se com o tempo numa postura instintiva de atração/repugnância pelas comidas. Desta forma, alimentos de preparação desconhecida devem ser, no mínimo, ingeridos com cautela.

O local onde paramos por força das circunstâncias urbanas para um pequeno lanche deve atender às exigências mínimas com relação à preparação dos alimentos, o que necessariamente não dizem respeito à higiene. Mesmo que estejamos comendo um alimento integral e de constituição saudável, devemos estar atentos para a energia ou atmosfera do local. Como são vendidos, transportados ou referidos os alimentos? Existem regras de utilização de utensílios, de mesas específicas para a preparação de alimentos distintos, de ventilação, de refrigeração e de consciência, mesmo que por parte dos empregados desse local? Facas usadas para múltiplas finalidades, máquinas de cortar queijo que servem para cortar qualquer coisa, chapas que são utilizadas para fritar tudo, liquidificadores para sucos que não são lavados entre uma fruta e outra não apontam necessariamente para falta de higiene, mas para o desrespeito de uma ordem mínima ritual para com os alimentos. Estes pequenos detalhes nos fazem perceber o sentido da dieta ampla, que vai muito além do que engorda/emagrece ou do que é limpo/sujo.

Vender alimentos como objetos neutros é quebrar o sentido de recebimento. Ao comer nesse local você também participa do esquecimento da natureza da alimentação e ingere energia como se estivesse absorvendo um objeto qualquer. Institui-se assim um ciclo de não recebimento que tragicamente termina em seu corpo. Você não ingeriu "vida", mas "objetos" que, como consequência, ficarão pendurados em suas coxas ou barriga, balançando, sem encontrar uma forma de se transformarem em você. E essa é a definição de obesidade – a incapacidade de fazer substâncias se incorporarem à essência do corpo. O desfecho de uma dieta não ampla é que nos tornamos cheios de objetos-alimentos e cosmicamente também passamos a ser uma coisa, um receptáculo fechado ao fluxo de energia e vida – um mar que é morto.

Kashrut, o princípio da fluidez da vida, é a busca dessa "descoisificação" e reconexão com nossa própria natureza de *Le Chaim!*.

Consciência ecológica na alimentação

EM QUALQUER FORMA de dieta estão sempre embutidos princípios ecológicos que servem a interesses coletivos de preservação das espécies. Desde os primeiros movimentos de organização entre os seres humanos, estes princípios instintivos foram preservados sob a forma de cultura. Os caçadores-coletores, ou mesmo os pastores, locomoviam-se em círculos cujos raios permitiam que a natureza por eles explorada se recompusesse dos efeitos de sua atividade predatória até que retornassem àquele local. Os agricultores familiarizaram-se com a potencialidade das terras e com a frequência com que deveriam deixá-las descansar para se refazerem. Na dieta dos hebreus, princípios dessas duas civilizações econômicas foram mantidos, mesmo que a realidade do povo tivesse se transformado com o passar do tempo. A criação do alimento-tabu, como mencionado anteriormente, deve em parte sua origem a princípios arcaicos de preservação ecológica. A preocupação ecológica com a terra é claramente expressa nas leis relativas ao descanso do solo que eram feitas em ciclos sabáticos, em períodos de sete anos ou a cada sete ciclos de sete anos (49), que correspondia ao Jubileu. Nessas ocasiões, reafirmava-se também a noção de propriedade como uma extensão do fluxo sagrado e divino do recebimento e não apenas derivada de uma recompensa do trabalho de um indivíduo. Nestas ocasiões, as cercas das propriedades tinham que ser retiradas e o produto das plantações ficava disponível a todos, deixando assim de ter um único dono.

O efeito que estas preocupações coletivas tinham sobre o indivíduo é o objeto maior de nosso interesse. A disciplina de alimentar-se de acordo com as estações, aproveitando os alimentos que são próprios de uma determinada época do ano, aliada à vivência de limitações coletivas, como, por exemplo, a restrições ao uso da terra e das árvores juntamente com os tabus alimentares, produz a percepção de um corpo imaginário e define limitações a este corpo. Vegetarianos, naturalistas, macrobióticos e outros que seguem alguma disciplina alimentar conhecem o fenômeno de perceber como certos alimentos não pertencem à sua configuração estrutural. Assim como vemos capim ou madeira e não os cobiçamos como alimento – ao contrário, os percebemos como matéria estranha ao nosso corpo –, também para os que seguem preceitos alimentares certos nutrientes são incompatíveis de se transformarem naquele próprio indivíduo.

Este corpo imaginário que passamos a reconhecer em nós mesmos está vinculado a conceitos mais amplos e holísticos do que o mero roncar do estômago. É como se novos instintos selecionados não pela natureza, mas pelo discernimento e pela sabedoria, ou pelo reconhecimento de padrões que fogem ao imediatismo de uma situação, despertassem a pessoa para uma cadeia de realidades invisíveis a olhos não treinados.

Esta segunda natureza forjada a partir de noções étnico-culturais não precisa ser apenas de cunho higiênico ou salutar explícito. Certas noções dessas dietas coletivas buscam muitas vezes escapar da linearidade racional de determinadas regras. O verdadeiro discernimento de alguém que adere a uma dieta está não só no conteúdo e na lógica de suas regras, mas também na forma representada pela adesão e pela disciplina. Tem grande impacto em nosso caráter a simples entrega e confiança a uma observância desde que a mesma não esteja atrelada a outros interesses menores, tais como senso de superioridade ou segregação. Por isso não cabe esperar de uma dieta que ela seja totalmente racional.

Nenhuma dieta se preocupa apenas com as razões pelas quais um alimento traz benefícios ou malefícios à saúde, como se fosse sua função apenas tratar de aspectos salutares na dimensão meramente física. Seu papel transcende a razão e visa conectar o ser humano a outros aspectos de sua saúde, tal como a humildade, a solidariedade e a submissão à coletividade.

No judaísmo, todas as regras (chamadas de *mitzvot*) têm um único objetivo: "que as pessoas possam refinar-se através delas" (Gen. Rabba, 44:1). Providencial é a definição de *tikun ha-guf* (acerto do corpo) e *tikun ha-nefesh* (acerto da alma) para esta compreensão. O "acerto do corpo", segundo Maimônides[37] (rabino do século XII), tem a ver com a etapa educativa em que aprendemos regras e valores absolutos. Tal aprendizado é fundamental porque serve como referência para atingirmos a verdadeira maturidade. No entanto, rapidamente somos levados a outro nível de entendimento em que temos que relativizar estes códigos. Por exemplo, aprendemos que a paz é um valor absoluto, assim como a verdade. No entanto, é na vida real e no cotidiano que estes valores serão desafiados e estarão sob nosso julgamento, se iremos validá-los ou não. Se presenciarmos uma

---

[37] Maimônides, Rabi Moshe ben Maimon (Córdoba, 1135 – Tiberíades, 1204). Médico renomado, foi o maior dos filósofos e codificadores medievais judeus. Sua obra extensa compreende o *Mishne Torah* (importante código das leis judaicas), o *Guia dos perplexos* (trabalho de conciliação da teologia rabínica com conceitos filosóficos clássicos), comentários ao Talmude e outras.

situação na qual alguém se refere de maneira depreciativa a outra pessoa, devemos contar o fato à pessoa em questão e levantar o estandarte do conceito "verdade " ou não fazê-lo em nome do valor da paz? Aprender as regras e valores absolutos é apenas um primeiro passo que de nada vale se não descobrimos nesta prática formas de confrontá-los e testá-los. "Acertar o corpo", portanto, tem a ver com entender as regras absolutas e dispor delas como uma plataforma inicial. No entanto, apenas saber o que se pode ou o que se deve ou o que não se pode ou não se deve é estagnar neste estágio cognitivo de *tikun ha-guf* (de acerto do corpo). Na realidade, temos que aprender a partir do *tikun ha-guf* e evoluir na direção de uma autonomia que se aventurará de forma independente pela vida. No mundo real, no mundo percebido pela sabedoria e pela maturidade, as regras não existem *a priori*, mas têm grande fluidez e dinâmica.

Surge então o estágio complementar que determina se uma educação foi ou não bem-sucedida. Trata-se do *tikun ha-nefesh* (o acerto da alma), que é o estágio de independência das regras coletivas como diretrizes da atitude, fazendo com que os indivíduos recorram a elas apenas durante os processos de decisão e pensamento. Aquele que atinge o "acerto da alma" é um artista em sintonia com a vida, com sua linguagem, seus signos e seus vetores. Na verdade, o *tikun ha-guf* nos coloca apenas no sentido correto da vida, mas fica ainda indeterminado o sentido, já que mesmo na direção correta ainda se pode apontar o rumo contrário à vida. Apenas o estabelecimento de um *tikun ha-guf* não nos garante absolutamente um caminho sagrado. Contar apenas com o *tikun ha-guf*, em realidade, pode configurar-se num mar morto: repleto de elementos que não interagem entre si e que acabam retidos, em vez de disponibilizados.

Não há dúvida de que o maior problema da humanidade e do indivíduo é a estagnação no *tikun ha-guf*, cujo efeito é a radicalização de posições, levando a obesidades emocionais, intelectuais e espirituais. Pensamos que a coerência com nossos valores é o único caminho possível e não estamos enganados; pensamos estar na direção correta e também não estamos enganados; no entanto, mesmo com o tino certo, focados na questão correta, ainda assim podemos nos voltar para o sentido errado que fica em oposição à vida e representa uma atitude plena de idolatria.

Em termos de dieta, os prisioneiros do *tikun ha-guf* são os adeptos de regimes que tentam, a partir da conformação às regras, dar conta da complexidade da vida. A vida, ou a alimentação, se tornam neste caso um peso, uma obsessão que nos afasta ainda mais de uma regulação ou equilíbrio. Para que a dieta tenha não só sentido, mas direção, é importante que os conceitos que a estruturam estejam vinculados com outras percepções e compromissos de diversas áreas da vida com o interesse último de respeito à própria vida.

VEGETARIANISMO

O primeiro princípio ecológico tem a ver com uma sensibilidade mais acurada para com as formas de vida que nos são próximas. Esta primeira preocupação se concretiza em nossa relação com os seres vivos e sua utilização como alimento. Há indícios claros no texto bíblico de que a dieta ideal seria uma forma de vegetarianismo. A permissão para o abate dos animais é associada à fraqueza dos seres humanos e à esperança de que um dia esta situação possa modificar-se. O profeta Isaías vislumbrou uma era em que "o leão, tal qual o boi, comerá palha" (Is 11:6), e sua visão é corroborada pelo Talmude:

> Adão não tinha permissão para alimentar-se de carne, como está escrito: "Veja, Eu te ofereço toda a semente ou planta que se encontra no solo... E de todos os animais da terra, de todos os pássaros dos céus, e de tudo que se arrasta pelo chão... entrego-vos as plantas verdes como alimento" (Gên. 1:29).
>
> Porém, no tempo dos filhos de Noé, a carne foi permitida, como está escrito: "E toda criatura viva será tua para alimento" (Gên. 9:3).
>
> (Talmude, *Sanhedrin* 59b)

Segundo esta interpretação, somente após o dilúvio, quando a cobertura vegetal teria sido totalmente alterada, é que se permite o abate animal pela primeira vez. Desde então recaíram sobre a carne severas restrições e exigências para a liberação de seu consumo. De alguma forma, a carne tornou-se a fronteira mais avançada na tentativa de se manter a sintonia com interesses da vida, quando a necessidade obrigava a uma atitude paradoxal — abater em consonância com valores da vida. De qualquer forma, o ideal parece ser a abstinência de alimentos à base de carne. Diz o Talmude (Hul. 84a): "Uma pessoa deve manter-se afastada de carne, a não ser que tenha um apetite muito especial por ela." O rabino Nachmanides[38] (século XIII), em sua obra *Deves tornar-te sagrado*, ensina que mesmo os de "especial apetite devem praticar moderação", apesar de haver uma permissão explícita para se comer carne.

---

[38] Nachmanides, Rabi Moshe ben Nachman, Espanha (1194-1270). Comentarista bíblico e talmúdico.

Se você não se abstém de carne, deve moderar seu consumo, mesmo seguindo as restrições que têm por objetivo remediar essa violência contra a vida, tanto no sentido prático quanto no de conscientização. Para isto criaram-se leis minuciosas (*Shechita*), relativas ao abate dos animais e que se constituem numa área específica da observância.

O profissional responsável pelo abate tem que cumprir um ritual e deve ser treinado rigorosamente dentro das instruções da tradição que incluem, além de bênçãos, a postura religiosa apropriada para esta tarefa. É necessário que tal pessoa tenha maturidade (não seja menor de idade) e não tenha nenhuma desqualificação física ou mental que possa influenciar seu trabalho.

Entre os princípios de respeito à vida que permitem que a carne se torne apropriada à ingestão (*Kasher*) está a exigência de que o animal seja abatido da forma menos dolorosa possível. Lançando mão de um método milenar que se mostra ainda eficiente, mesmo diante das inovações tecnológicas para o abate, regula com minúcias o tipo de faca a ser usada e a obriga que ela seja muito bem afiada para não provocar ferimentos desnecessários. O abate deve ocorrer da maneira mais rápida possível, de um só golpe que corta o esôfago, a traqueia, a veia jugular e as artérias carótidas do animal, matando-o instantaneamente. Este método, que rapidamente elimina de 70% a 90% do suprimento de sangue levado ao cérebro, parece minimizar o sofrimento do animal. Se o animal se debate e custa a morrer, sua carne não é considerada comestível.

Logo após a morte do animal, realiza-se um exame meticuloso para saber se o mesmo não possui nenhuma deformação ou doença que pudesse acabar sobre nossas mesas, em nossos pratos. Qualquer lesão interna do animal ou certos tipos de cistos tornam a carne não comestível.

Por trás destas leis de *tikun ha-guf* (acerto do corpo) existem princípios de vida que devem ser levados adiante, complementados ou até repensados. Prova disto, de que só *tikun ha-guf* ou as leis propriamente ditas não bastam, é o relato de S. Agnon[39] sobre o que lhe contara o rabino Shmuel Arieh:

> Na minha juventude vivi na vila de Koshilovitz, a mesma Koshilovitz mundialmente renomada por causa do Baal Shem Tov,[40] que foi um *shochet* (um abatedor ritual de animais) neste local, antes que sua grandiosidade lhe fosse revelada. Lá encontrei um *shochet*, um ancião de mais de 80 anos. Eu lhe perguntei: "Você por acaso sabe de alguém que conheceu o Baal Shem Tov que aqui viveu?" Ele retrucou: "Nunca soube de nenhum judeu que tivesse conhecido pessoalmente o Baal Shem Tov, mas sei de um não judeu que o conheceu. Quando eu era muito jovem, costumava hospedar-me com um camponês que não era judeu. Sempre que eu ia jogar água sobre minha faca usada no abate ritual, o avô do camponês, um homem idoso de uns 90 ou 100 anos, balançava sua cabeça como se em reprovação. Eu pensava que era por causa da idade. Certa vez, porém, percebi que ele realmente desaprovava o que eu fazia. Perguntei: "Por que você meneia sua cabeça enquanto trabalho, como se estivesse discordando de algo?" Ele prontamente respondeu: "Você não cumpre sua tarefa corretamente. O Baal Shem Tov, que antigamente atuava nesta cidade, procedia de forma bem diferente, já que antes de lavar a sua faca com água ele a lavava com suas próprias lágrimas."

---

[39] Shmuel Jossef Agnon (1888-1970), *Tears*. Nova York: Schocken Books, 1947. Prêmio Nobel de Literatura em 1966.
[40] Idem, nota 1, p. 11.

O abate de animais não pode ignorar a consciência de que este ato envolve a morte de outrem. Este tipo de discernimento é imprescindível para que possam surgir compromissos para com a vida, mesmo que isso não signifique uma interrupção na ingestão de carne. O importante é que este discernimento não seja moralista ou hipócrita, abordando apenas um aspecto romântico da violência e alienando-se do restante das violências deste mundo. Se fizermos isto, nos tornamos falsos piedosos e esta inconsistência aos olhos dos outros desqualifica qualquer proposição política ou espiritual de nossas intenções. O princípio holístico é o de integração. A abstinência da carne só se justifica quando nosso esforço por reduzir violências em todos os âmbitos de nossas vidas atinge níveis verdadeiros de incompatibilidade com o abate. Ela é, portanto, considerada não uma obrigação, mas um ideal. Pode-se argumentar até que a abstinência seja exercida por motivos menos nobres, mas que mesmo assim manifestam um grau avançado de consciência.

... Certa vez, durante uma viagem de visita a seus discípulos, o mestre Rabi Ioshua Heschel deparou-se com uma ladeira bastante íngreme. O rabino rapidamente desceu de sua carroça e subiu a ladeira a pé.

"Santo rabino", disse seu ajudante, "por que o senhor desceu da carroça para subir a ladeira a pé?"

"Porque", disse o rabino, "tenho medo de que o cavalo apresente uma queixa contra mim na corte celeste por não ter tido pena dele e tê-lo feito carregar-me ladeira acima."

"E daí?", exclamou o ajudante. "Acaso o senhor não venceria esta disputa alegando que um cavalo foi feito para servir aos seres humanos?"

"Sim", respondeu o rabino. "Não tenho dúvidas de que a venceria, mas prefiro subir esta ladeira a pé uma dezena de vezes a me ver envolvido num litígio com um cavalo."[41]

Essa é uma história muito linda. Ela reconhece que há argumentos para defender uma postura, mas que mesmo assim ainda devemos refletir se esta causa passível de um veredicto a nosso favor representa um litígio com o qual gostaríamos de nos ver envolvidos. Para o vegetariano, comer carne não é um crime passível de condenação pelo Tribunal da Vida. Representa, sim, uma restrição autoimposta para não se ver em litígios que nos parecem um aviltamento de nossa própria integridade e consciência. Manter-se sobre seus próprios pés e subir qualquer ladeira é um discernimento que o vegetariano não quer perder. O conforto desta subida à custa do cavalo não justifica o desconforto de viver para sempre numa identidade que não se honra plenamente. Ele não quer ver-se num litígio com um boi ou uma galinha, conquanto pudesse encontrar bases para defender-se e vencer o caso.

NOÇÕES DE EXCESSO

Outro importante conceito relativo ao recebimento de alimentos é o de *baal tasschit* ("Não Destruirás"), que deriva da seguinte passagem bíblica (Deuteronômio 20:19-20):

> [...] Quando sitiares uma cidade por muitos dias, pelejando contra ela para tomá-la, não destruirás o seu arvoredo, meten-

---

[41] Martin Buber, *Die Erzählungen der Chassidim*, 1946.

do nele o machado, porque dele comerás; pelo que o não cortarás, pois por acaso é a árvore do campo homem, para que seja sitiada por ti? Somente a árvore que souberes que não é árvore que dá frutos que se comem, esta poderá destruir e cortar.

A partir destes versículos os rabinos desenvolveram o preceito de que qualquer forma de desperdício é oposta à vida, sendo, portanto, não *Kasher*. A saúde e a preservação estão diretamente ligadas à economia e à administração de recursos. Esta noção amplia o próprio conceito de alimento, determinando que, para atingir a qualidade de promover saúde e energia, o mesmo necessitaria de um aval da natureza (ou do divino), que só é dado com a sustentabilidade ou a capacidade de reciclarse. Toda a vida ou alimento que não se recompuser depois de consumido na cadeia alimentar é interdito. O que representa dizer que qualquer forma de desperdício não é nutritiva. Pode não parecer de imediato, mas no longo prazo ficará explicitado o quanto aquele ato foi na contramão do sustento. Desperdiçar seria uma espécie de anorexia espiritual. Já a destrutividade, parceira indissociável do desperdício, se mostra uma obesidade espiritual. Alimentar-se de espécies animais ou vegetais em extinção, por exemplo, não é *Kasher* (a serviço da vida) e nos engorda indiretamente.

Segundo os rabinos, mesmo os alimentos que existem em abundância não devem ser desperdiçados. Sob o título de "desonrar a comida", os rabinos criaram um conceito que condena o desperdício tanto no nosso prato como, principalmente, no nosso estômago. Tal é este cuidado para não desperdiçar que os rabinos alertam contra pequenas coisas, como, por exemplo, passar com um copo d'água por sobre o pão, pois esta poderia derramar-se e estragá-lo (Ber., 50b).

Neste conceito inclui-se não apenas a alimentação, mas todo tipo de energia vital. No tratado de *Shabat* (67b), somos instruídos a ajustar as lamparinas ou velas de maneira que não queimem rápido demais, levando-nos ao desperdício. Talvez para nós que vivemos no século XXI, o uso abusivo de eletricidade ou gasolina pareça um tanto longe daquele quilinho a mais que gostaríamos de suprimir. Porém, pode-se estar certo de que quem não sabe receber corretamente acumula excessos e celulite tanto em dimensões palpáveis quanto em outras, que embora menos tangíveis, se farão obesidades. Quem desperdiça se faz menos charmoso, atraente e "sarado" perante a vida. A estética sempre terá componentes para além do físico e que se manifestam no emocional, intelectual e espiritual.

Consciência política na alimentação

CERTA VEZ UM DISCÍPULO inquiriu um rabino, dizendo:

"Por que a *chassidá* (cegonha) é chamada de *chassidá* (que em hebraico também tem o significado de 'devota', ou 'piedosa')?" Respondeu o rabino: "Porque está sempre dando de comer e se preocupando com os seus."

"Então, por que", retrucou o discípulo, "sua carne não é considerada *Kasher* (própria para o consumo)?" Disse o rabino: "Porque ela se preocupa *apenas* com os seus!"[42]

Esta pequena história amplia horizontes para entendermos que a cadeia de uma alimentação sadia e própria cadeia da vida é muito maior do que o simples estômago ou núcleo familiar pode abarcar. Os rabinos, numa proposta quase revolucionária, criaram um conceito chamado *oshek*, que é a proibição de oprimir os trabalhadores ou de explorar os consumidores. Esta noção afirma que uma cadeia alimentar para a vida pressupõe que sejam classificados como não comestíveis todos os alimentos produzidos ou comercializados nestas condições de exploração. Assim, o trabalho humano torna-se parte do processo que se desdobra até o alimento chegar à nossa boca, e a opressão se

---

[42] Martin Buber. *Ten Rungs: Hasidic Sayings*. Nova York: Schocken Books, 1947.

faz tão concreta como qualquer elemento tóxico, cancerígeno ou poluente na cadeia alimentar. Ou seja, esse conceito postula que, mais cedo ou mais tarde, este alimento vai acabar por lhe fazer mal, o que obviamente não diz respeito à qualidade do alimento em si, mas ao que ele acabará acarretando à rede da vida.

Devemos, portanto, compreender nossas ações holisticamente percebendo que os atos repetitivos e frequentes, mesmo que insignificantes por sua constância, determinam nosso caráter e destino. Comer, o ato mais corriqueiro de nossas vidas depois da respiração, explicita nossa postura e nossos valores de forma categórica. Talvez isto lhe pareça um tanto ou quanto teórico ou até mesmo radical, porém é nas pequenas e repetidas atitudes que está a chave para as transformações. Que não se entenda aqui esta atitude como obsessiva, mas, sim, como uma postura de carinho e respeito para com a Criação, refletindo a percepção madura e iluminada de que somos parte desta Criação e de que ela não está fora de nós ou nós fora dela. Essa é a mente ampliada que os profetas tanto esperavam que se estabelecesse; um novo coração no ser humano que não fosse bom por altruísmo, mas ético por sabedoria. Não fazemos o bem ao outro ou ao mundo por generosidade, mas pelo mais profundo discernimento. Em última análise, esta é a revelação de que no final das contas tudo impacta sobre nós e diz respeito a nós. É como se pudéssemos recunhar a frase bíblica que se tornou marco (por vezes, marketing) da solidariedade *"Ame a seu próximo porque ele é você mesmo."*

Esta percepção de interpenetração de individualidades na rede da vida tem raízes arcaicas, ainda do período dos sacrifícios realizados no Grande Templo em Jerusalém. Lá o sangue do animal era devolvido à terra para que não fosse ingerido e se evitasse que algo da "alma contida no sangue" fosse assimilado. Esta ideia de que "somos o que comemos" é importante tanto no plano físico quanto em vários outros. Por exemplo, abordamos o plano político como interligado ao espiritual pelo fato de não digerirmos bem produtos que são fruto da exploração do trabalhador ou do consumidor. De ingestão e de indigestão se faz nosso caminho.

Parece estranho que, para emagrecer, tenhamos que pensar nisto tudo, porém a liberdade nada mais é do que a consciência das alternativas e da possibilidade de escolhas. Trata-se claramente de uma contingência da consciência. Nada nos garante a liberdade: negue-a com certa frequência e um dia você notará que ela o abandonou de vez, sem que você saiba como nem quando isso aconteceu!

Trata-se de algo similar à constatação de que engordamos sem perceber e de súbito nos pegamos habitando num corpo que não nos representa. Este desconforto incrustado em nossa carne e em nossa silhueta é sempre representativo de alguma patologia. Não sejamos cruéis ou autoritários quanto a expectativas estéticas, mas seja para que lado for – de aceitar-se com o corpo que se tem ou de rever o corpo que se transformou em você – há um resgate de processos que aconteceram na surdina e que queremos tornar mais perceptíveis e deles participar de forma mais consciente.

Negue estar vinculado ao fluxo da vida com certa frequência e você também irá se descobrir obeso, de alguma forma. Não importa o quão "em condição" esteja, vai se olhar no espelho e encontrar algo que não é estético, com linhas distorcidas.

Os rabinos nos dizem: "A liberdade atrai a juventude." Ou seja, liberdade é a máxima da estética, a arma mais eficaz contra a obesidade. O retorno que recebemos das pequenas atitudes de liberdade nos faz mais bonitos, nos deixa mais em forma – e as pessoas também nos percebem assim. Quanto mais íntegros, menos obesos. Talvez tenhamos aqui uma definição de obesidade como sendo a distorção de uma integridade original.

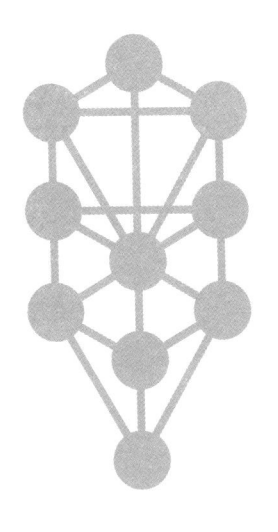

IV.
TIKUN HA-GUF – O ACERTO DO CORPO

Consciência do corpo e da matéria – O indivíduo como sagrado

COMO MENCIONADO NO PRIMEIRO capítulo, agradecemos nas orações da manhã pelo correto funcionamento do corpo, gratos tanto pelos orifícios abertos, que dessa forma devem permanecer, como pela estrutura fechada do corpo, que também dessa forma deve permanecer. Essa consciência tão primitiva e ao mesmo tempo tão sensível tem como função delimitar o território de nossa própria existência. E a tomada de posse e consciência deste corpo é fundamental para percebê-lo como sagrado. Um paralelo pode ser feito com o fato de os judeus colocarem no umbral das portas de suas casas um objeto ritual que chamam de *Mezuza*. Trata-se de uma pequena caixa contendo um pergaminho com trechos bíblicos selecionados, a qual beijam tanto ao entrar quanto ao sair de suas casas. Para alguns tem a função de amuleto e visa distinguir entre o nível de santidade que há dentro de suas casas e a rua. Utopicamente, um dia a casa e a rua serão um único meio. Mas até que estes tempos messiânicos cheguem, nossa casa oferece um nível de acolhimento e paz que não encontramos do lado de fora. Em casa ficamos relaxados e experimentamos relações com outras pessoas de forma intensa, profunda e, idealmente, incondicional. A diferença de meios entre a rua e a casa pede para que tenhamos consciência e atenção para aquilo que trazemos para casa e para aquilo que levamos para a rua.

Também no que concerne ao indivíduo, os judeus utilizam um objeto ritual denominado *tefilin* (filactérios), que se assemelha em forma à *Mezuza*. Os *tefilin* são compostos de tiras de couro e de duas caixas que também contêm trechos bíblicos inscritos em pergaminhos no seu interior. Uma dessas caixas é colocada na parte superior da testa, entre os olhos, e a outra, no braço esquerdo, junto ao coração. A razão dessas *mezuzot* na região do cérebro e do coração é que essas são as duas grandes conexões entre o mundo interior e o exterior. Por estas "portas" transitam sentimentos e emoções externados por nós e acolhidos pelos outros, assim como pensamentos e manifestações que causamos sobre o mundo e que o mundo causa sobre nós. Nossa leitura intelectual e emocional do mundo é feita por estas duas "portas", e os filactérios têm por função alertar desde o início do dia para o fato de que devemos ser muito cuidadosos com o que entra e sai por elas. O que entra, sob forma de pensamento ou emoção, passa a fazer parte de nós e nos constitui. Devemos nos resguardar para que não sejamos poluídos em nossas conclusões e sentimentos. O que sai, também sob a forma de juízos e condutas, acaba por se configurar em nossa personalidade diante dos outros.

Da mesma maneira, aquilo que ingerimos fará parte de nós e de nossa individualidade, devendo estar comprometido com nossos valores e representar um alimento apropriado a quem somos. De acordo com o Rabi Akiva:[43]

Aquele que come alimentos que não lhe sejam próprios transgride três mandamentos: desrespeita a si mesmo, deprecia a comida e faz uma bênção (para a vida) em vão.

---

[43] *Avot de-Rabi Natan*, C. 26.

De acordo com esta visão, ao nos alimentarmos somos responsáveis por nossa saúde, pela questão social/política do desperdício e por nossa conexão com o fluxo da vida. Manter nosso corpo em forma é visto não só como uma obrigação para conosco mesmos, mas para com o cosmos. Como comenta Fílon, filósofo judeu do século I, em seu trabalho intitulado *O pior ataca o melhor*: "Se o corpo é a casa da alma, não deveríamos então tomar melhor cuidado com a casa para que não caia em ruínas?"[44] Já o sábio Hilel,[45] que viveu no período do domínio romano, nos apresenta uma concepção semelhante, mas que vai um passo adiante neste resgate da importância do corpo. Ele considera o corpo em si sagrado, independentemente de ser a morada da alma. Em seu nome se conta:[46]

Certa vez, quando o sábio Hilel terminou uma de suas aulas com seus discípulos, acompanhou-os parte do caminho até suas casas e então se despediu. "Mestre, aonde o senhor está indo?", perguntaram-lhe.
"Cumprir com uma obrigação religiosa", respondeu.
"Que obrigação é esta?", insistiram os discípulos.
"Banhar-me na casa de banhos", respondeu.
"É esta uma obrigação religiosa?"
"Se para alguém que é contratado para polir e limpar as estátuas do imperador na entrada dos circos e teatros lhe pagam pelo trabalho e lhe conferem respeito por sua profissão, então, sem dúvida alguma, maior ainda a recompensa para que eu, criado à imagem e semelhança de Deus, cuide do meu

---

[44] *Quod deterius potiori insidiari soleat* (*O pior ataca o melhor*, Fílon, Cap. I).
[45] Hilel, o ancião. Sábio do século I, o primeiro a sistematizar a lei oral. Mestre da conhecida escola de Hilelî, em constante debate com Shamai (escola de Shamaiî). Ambos os sábios fazem parte das chamadas *Zugot* (duplas de discussão).
[46] *Leviticus Raba*, 34:3.

corpo que é a estátua e o monumento maior ao Imperador dos Imperadores!"

Às vezes temos dificuldade de perceber a importância e a sacralidade do corpo. Por isso Hilel menciona o cuidado com o corpo como obrigação religiosa. O corpo não está excluído do sagrado; ao contrário, é o receptáculo da essência. E como vivemos dentro dele, somos muitas vezes levados a percebê-lo como uma coisa, um aparato separado de nossa própria existência. Este reconhecimento da magnitude e do valor extraordinário do corpo é, portanto, quase que um insight, um despertar. Por isso, para podermos identificar o corpo como nossa maior possessão, faz-se necessário que, de tanto em tanto, o quantifiquemos para dar-lhe valor.

O Rabi Bunam foi ao mercado comprar feijão. O comerciante não ficou satisfeito com a oferta de compra que o Rabi Bunam lhe fez e disse: "Vamos lá... Veja se melhora!" Essa frase cativou a imaginação do rabino e, a partir desse dia, muitas vezes ele a usou para persuadir vários de seus discípulos a se autoanalisarem e refletirem com profundidade simplesmente cobrando-se com a mesma autenticidade e entonação o apelo feito no mercado: veja se melhora!"[47]

Talvez uma das sabedorias mais difíceis de serem alcançadas seja esta, da valorização. É complexo estar em contato com o mercado de oferta e demanda de nossos corpos estabelecendo trocas justas com o mundo que nos cerca. Difícil perceber que para receber, no sentido profundo da vida, devemos também saber ofertar, estabelecendo escambos e comércios constan-

---
[47] *Simchat Israel*, p. 72, publicado em hebraico por S. Breitstein, Piotrkov.

temente. "Veja se melhora!" é a centelha original da vida que orienta e dá sentido a tudo. E nos esquecemos desta demanda vital que arde por aperfeiçoamento e por melhoramento. O corpo é este artefato da busca por confortos, mas não de conformidades. Porque o corpo é eterna e estruturalmente inconformado e versátil. Sua plasticidade não só comporta como se desfigura, abarcando em sua silhueta a atitude que temos para com a vida. Mexer nessa estrutura do corpo requer esta consciência. Há, portanto, uma economia como princípio fundamental de qualquer corpo. No âmago da compreensão judaica, essa economia corporificada se manifesta na busca do lucro. Este produto não é pecaminoso e, muito pelo contrário, representa a inconformidade do corpo na busca por mais qualidade. O desafio maior é temperar esta ambição com justiça e solidariedade, para garantir qualidade a todos os envolvidos nas transações. Este seria o princípio básico da harmonização com a própria natureza: o estabelecimento de uma cadeia infinita de trocas buscando lucros para todos.

É, portanto, uma obrigação religiosa e ecológica encontrar estes espaços de "lucro honesto", onde nenhum dos lados envolvidos tenta receber mais do que lhe é de direito numa transação. Essa é a verdadeira relação de oferta e demanda intrínseca à vida, que se corporifica e ganha matéria e forma em nossa plasticidade. Tentativas de abarcar a vida de forma minguada, destituída de gana ou deprimida, constroem corpos tísicos e doentes. Já o excesso e a incapacidade de se conter em si, em seu próprio corpo, em atitudes que visam apenas ao lucro, desorganiza relações tanto nos ecossistemas à nossa volta como no perfil de nossos corpos. Descompensado entre necessidades e disponibilidades, o corpo ocupa espaços impróprios e se torna obeso.

O Rabi Bunam compreendeu esta realidade crua do mercado que, apesar de muitas vezes se assemelhar a uma selva, tem a função justamente contrária. "Veja se melhora!" fez que ele compreendesse que o segredo da vida é encontrar esse ponto máximo de ganhos, que sempre terão seus limites ditados pela própria natureza das trocas e interações. Seu pedido aos discípulos era o de que percebessem seus esforços à luz de suas necessidades e que nunca dessem menos de si, por mais que um objetivo lhes parecesse assegurado, pois dessa maximização se faz a vida e a saúde. "Veja se melhora", em linguagem de mercado, significa a busca constante de excelência e de confiança na rede da vida, algo que poucos de nós conseguem a contento.

Se pudéssemos perceber nosso corpo à luz desta realidade, teríamos uma relação diferente com tudo que lhe diz respeito: alimentação, atividades físicas, estresse etc.

Afinal, quanto vale tal esforço físico? Quanto vale comer apressadamente, em troca de tempo ou outra recompensa? Quanto vale o custo deste estresse diante da expectativa de obter algo, ou não perder algo, ou chegar a algum lugar?

Saber valorizar estas trocas com a realidade, saber compreender prioridades e custos de cada uma destas transações é o que nos localiza no tempo (nossa vida) e também no espaço (nosso corpo). E o prazer que advém disto é fantástico. É este estado que classificamos como "bem-estar". O médico e também rabino Moisés Maimônides (do século XI) comenta este aspecto usando um exemplo concreto:

> Se uma pessoa tomasse conta de seu corpo como toma conta do animal sobre o qual galopa, evitaria muitas doenças e problemas. Pois você não encontrará uma só pessoa que vá dar capim demais ao seu animal, mas irá medir o que lhe dá de acordo

com sua capacidade. No entanto, esta mesma pessoa é capaz de comer excessivamente, sem medida ou consideração. As pessoas estão sempre atentas aos movimentos e às fadigas de seus animais para que permaneçam com saúde e não adoeçam, mas não prestam a mesma atenção a seus corpos.[48]

O que Maimônides indica é o quão alienados somos com nosso próprio corpo. É mais fácil reconhecer o corpo do outro, no caso, do animal, do que a carcaça da qual somos feitos. Sair desta indiferença quanto à nossa própria matéria é resgatar-lhe a sacralidade indispensável.

---

[48] Maimônides, *Preservação da juventude*, *Mishne Torah*.

Moderação na alimentação e noutras substâncias

... Encontrou mel? Coma apenas o suficiente para saciar-se, caso contrário você vai fartar-se de mel e vomitá-lo!
(Provérbios 25:6)

DESDE A BÍBLIA, a recomendação para que haja moderação é a mais simples e eficaz forma de manter tanto a saúde como sua linha. O Koretzer[49] dizia: "É melhor comer moderadamente, pois desta forma aumentamos nossa longevidade. Verificamos que entre os animais e os répteis, aqueles que comem menos vivem mais." Talvez esta afirmação não contenha uma verdade científica e a comparação entre menos e mais seja sempre polêmica. No entanto, não há qualquer questionamento sobre a eficiência da moderação e do equilíbrio. Para esta difícil tarefa de comer moderadamente necessitamos estar atentos a dois aspectos.

O primeiro é descrito por Maimônides em seu tratado *Preservação da juventude*: "Se você se sente faminto ou sedento, espere um pouco e não aja impulsivamente, pois ocasionalmente o que sentimos é uma fome ilusória ou uma sede ilusória." A possibilidade de nos darmos sempre uma segunda chance de constatar se nosso corpo repete seu pedido, em vez de acatar cada impulso, pode revelar-se um eficaz e sincero diálogo com as suas necessidades.

---

[49] Discípulo do Baal Shem Tov, o Rabi Pinhas Shapiro, falecido em 1791, era conhecido como o Koretzer.

Permita-se esta breve espera sabendo que se o pedido se repetir, será atendido.

O segundo aspecto está relacionado a não comer com pressa. Ao sentir fome, estabeleça um ritual de sentar e se possível meditar sobre sua comida (os rabinos chamam a isto abençoá-la). Esse tempo é sagrado, e sobre ele nos explica o Baal Shem Tov: "Não considere o tempo que você gasta comendo ou dormindo como perdido. A alma dentro de você descansa durante esses intervalos e eles lhe permitem renovar seu serviço sagrado com um novo entusiasmo."

Se o problema da gula é crônico, talvez palavras um pouco mais severas, como as do sábio Ben Sira,[50] do século II a.C., se façam necessárias:

> Quando estiver diante de uma mesa farta, não lamba seus lábios e exclame: "Uau!... Que delícia!".
>
> Não estenda sua mão a tudo que está à sua frente e não avance na frente dos outros; julgue os sentimentos dos outros pelos seus, seja sempre gentil e tenha consideração para com os outros.
>
> Uma pessoa de boa educação se contenta com pouco e com isto evita que se torne difícil sua respiração quando se recolhe à cama para dormir.
>
> Aquele que come moderadamente regozija-se com um sono saudável; levanta-se cedo e se sentindo revigorado.
>
> Saiba que a insônia, a indigestão e a cólica são a porção do glutão![51]

---

[50] Ben Sira (170 a.C.). Conhecido como Simão, foi escriba e duas de suas obras são conhecidas: as *Sabedorias de Ben Sim* e os *Provérbios de Ben Sira*.
[51] *Sabedorias de Ben Sira*, Cap. XXI, versos 12-20.

É apenas através do crescimento interno e do amadurecimento pessoal que adquirimos a capacidade de moderar nossos interesses temperando-os com os seus efeitos e consequências. Saber olhar para a comida e ao mesmo tempo pensar no nosso sono é um pequeno mas significativo passo para assumirmos uma identidade integrada e uma dieta apropriada. Comer não diz respeito apenas à qualidade ou quantidade dos alimentos, mas à função e à interação que esse ato tem com nosso corpo e seu equilíbrio na forma mais holística possível. Maimônides esclarece que esta sapiência é de difícil aquisição: "A sapiência de como consumir é oculta das massas" (*Preservação da juventude*).

Moderação se aplica a tudo que ingerimos e transcende a dimensão apenas dos alimentos. Os remédios e as drogas, com certeza, se incluem nesta categoria, e a advertência quanto a isto ressoa desde o século XI, quando Samuel Ben-Meir, em seu comentário ao Talmude, diz para si:

> Não tome remédios ou drogas, pois estes requerem doses periódicas e seu coração vai implorar por eles. Além de perder dinheiro com seu custo, não terá desenvolvido necessidades que não são verdadeiras. Lembre-se de que até por razões medicinais não se deve tomar remédios se for possível encontrar uma forma diferente que o cure![52]

O sábio alerta para a ingestão dos ditos "remédios". Muitas vezes eles não têm a função de curar, mas aplacar o desejo deslocado de ingestão e de resolução fácil de questões que requerem mais atenção. Da mesma forma que comer não resolverá problemas de solidão ou depressão, ingerir remédios pode ser

---

[52] Comentário ao Talmude, *Pessachin*, 113a.

uma extensão de sua dieta. Isto certamente inclui elementos estranhos tão comuns na vida moderna, tais como corantes, carcinogênicos, pesticidas, estabilizantes, hormônios e outros tipos de elementos químicos. Até mesmo um cuidado especial com os níveis de exposição à radiação dos alimentos é uma preocupação de nosso tempo, e outras formas de ingestão devem ser consideradas em nossa observância.

A prática da moderação é considerada como essencial na tarefa de *Shmirat Ha-Guj*, da preservação do corpo.

V.

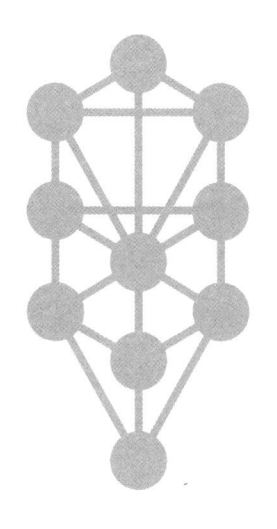

SHULCHAN ARUCH –
A MESA POSTA!

Shulchan Aruch – A Mesa Posta – é uma expressão rabínica para designar que está tudo às claras e exposto diante de nós. Significa que temos tudo disposto para que iniciemos o banquete. Esta expressão se tornou conhecida entre os judeus quando, no século XVI, foi compilado um código bastante abrangente e minucioso de leis da tradição.

Esta obra se propunha justamente "colocar na mesa" as leis para que o indivíduo comum, não particularmente versado, pudesse ter acesso ao "banquete". Interessante que se recorresse a esta simbologia de uma mesa, aludindo a um material de estudo e deliberação como um banquete. Claramente se percebia que o alimento não é apenas uma questão da esfera física, mas atende a outras fomes. No caso do Shulchan Aruch, esta mesa posta atendia apetites em áreas intelectuais e de justiça.

Nesta obra se encontra, entre tantas outras recomendações e ensinamentos, um capítulo específico sobre comportamento alimentar. Afinal, "a mesa posta" estabelece de forma muito concreta a gestão ou a ingestão que fazemos nas trocas de substâncias com o mundo exterior. Nela se registra o momento de interação, o instante pontual, onde praticamos a responsabilidade sobre nosso sustento e sobrevivência. Ali assumimos compromissos com saúde e qualidade de forma muito objetiva.

O poder de que dispomos em nossas vidas é exercido neste momento da mesa posta – o agora. Sob esta mesa está não apenas a responsabilidade do processo que trouxe os alimentos ali dispostos, como o comprometimento com o fluxo de um recebimento saudável para si, para os outros e para o meio ambiente. Nossa saúde e estética são apenas um instantâneo da sequência de decisões tomadas ali diante da mesa. Para a tradição judaica, a atitude do momento diante da mesa posta é que se configura em nosso corpo mais amplo, que é o corpo e a personalidade que o habita. Uma vez diante da mesa posta não há como negar a realidade de nossas escolhas.

Tal a preocupação dos mestres com o momento diante da mesa posta que, por vezes, foram acusados de alienação por terem preferido concentrar-se na mesa do banquete, mesmo quando ardia em fogo o próprio salão do banquete. A quase obsessão pelos desafios da interação do momento, das fomes com a mesa posta era tão intensa que se permitiam priorizá-la até mesmo à política ou à história. Talvez eles não fossem compreendidos em sua crença de que o maior ato de resistência e autonomia não está em controlar a realidade, mas no poder de escolher e deliberar. Permaneciam, então, examinando cada item desta mesa (*Pilpul*) como única possibilidade de conexão com uma realidade maior.

Como se portar diante da mesa posta é um aprendizado imprescindível. Seja a vida ou a refeição que esteja exposta à sua frente, não se martirize se você não souber como se portar diante dela. Trata-se da mais simples e, ao mesmo tempo, a mais complexa tarefa que jamais experimentaremos. Por vezes entramos em pânico neste instante e queremos saltar sobre a mesa, devorando tudo à nossa frente, como se a lei que regesse a mesa posta fosse a possibilidade de fartar-se. Queremos tornar-

-nos recordistas em absorver, acreditando que assim podemos tomar posse de tudo, incluindo tudo em nosso corpo. Mas o resultado é que o pânico não se esvai – ao contrário, recrudesce.

Isso porque não temos possibilidade de avançar sobre a mesa indiscriminadamente sem que engordemos ou que percamos contato com as leis do recebimento, produzindo obesidade.

O pânico, explicam os rabinos, acontece porque não há retorno ao convite comensal da vida: "Este agora é um definitivo, não tem como evadir-se dele – você não pode se adiantar a ele e não pode voltar-se para trás!"[53]

A atitude diante da mesa posta exige que estejamos inteiros e presentes. Não devemos ter receio de cometer uma gafe à mesa, já que o que nos é cobrado nunca ultrapassa aquilo que podemos dar, seja a nós mesmos ou à cadeia de vida.

O Rabi Bunam dizia:

É dito na Bíblia (Êx 21:13) que devemos doar meio *shekel* (meia moeda utilizada no período bíblico) aos sacerdotes como reconhecimento dos erros cometidos, e que serve de resgate por nossas almas. Por que apenas a metade? Porque a outra metade da culpa pertence ao próprio Deus que nos criou com o impulso ao negativo.[54]

Nunca se sinta solitário em sua culpa, pois ela tem no mínimo dois sujeitos – você e Ele/(a), ou, se preferir, você e Você!
A mesa é sua, a festa é sua. Não vá se retrair porque há tantas coisas sobre a mesa e tantas formas de estender a mão para elas. Compreenda que estamos aqui exatamente para o banquete:

---

[53] Rabi Nachman de Bratslav, *Likutei Moharan*. Hebrew Publication Co., 1961, v. 1, pp. 101-108.
[54] *Kotzker Maasiot*. Idem, nota 29, p. 63.

Rabi Sussia no seu leito de morte disse aos seus discípulos: "Estou com medo de enfrentar o tribunal celeste. Não que tenha medo de que me venham cobrar por que não fui um líder como Moisés, porque não sou Moisés; ou que me perguntem por que não fui tão profícuo quanto o filósofo Maimônides, porque não sou Maimônides. Tenho medo... verdadeiro medo de que me perguntem: "Sussia, por que você não foi Sussia?"[55]

A mesa é nossa e o banquete é nosso. Porém, a mesa posta é muito mais ampla que um cardápio de comidas disponível. Os gostos e temperos só poderão ser degustados com uma atitude sensível. Temos que ser sommeliers das oportunidades e chefs de nossas empreitadas para degustar uma atitude em consonância com a vida – que atende ao convite de *Le Chaim!*. O banquete não começa e termina em nosso apetite. Existem etiquetas, refinamentos e rituais que transformam mera comida em objeto de apreciação.

O texto que segue é a transcrição de um capítulo integral da mesa posta do *Shulchan Aruch*, intitulado "Para a preservação do bem-estar".

Trata-se de uma coletânea de dicas dos rabinos que compõe uma dieta sofisticada de preceitos que vão muito além das características físicas da saúde. Em linguagem arcaica e sem dispor das informações científicas que hoje conhecemos, revela sensibilidade e grandeza na percepção do alimento e tudo que este envolve.

---

[55] Martin Buber, *Ten Rungs: Hasidic Sayings*. Nova York: Schocken Books, 1947, p. 34.

Prescrições rabínicas neste plano – Regras referentes ao bem-estar físico

DIGESTÃO

1. Uma vez que é a vontade do Todo-Poderoso que os corpos dos seres humanos sejam mantidos saudáveis e fortes, porque é impossível para um ser humano ter qualquer conhecimento de seu Criador quando doente, torna-se seu dever evitar qualquer coisa que desgaste o corpo e empenhar-se em adquirir hábitos que o ajudem a tornar-se saudável. Assim está escrito (Deuteronômio 4:15): "tenham, portanto, muita consideração para com as suas almas...".

2. O Criador, abençoado Seja e abençoado seja Seu nome, criou o ser humano e lhe deu o calor natural que é a essência da vida, pois, se o calor natural do corpo fosse esfriado, a vida cessaria. Esse calor do corpo é mantido através da comida que a pessoa consome. Assim como no caso do fogo, se lenha não lhe é adicionada, ele se extingue, assim é com o ser humano: se parasse de comer o seu calor se reduziria e ele morreria. A comida é primeiro triturada pelos dentes e misturada com suco e saliva. Em seguida ela vai para o estômago, onde é da mesma forma triturada e misturada com sucos, o suco gástrico e o suco biliar; é então fervida pelo calor e pelo suco, e assim é digerida, sendo refugada a parte não absorvida. Os membros são alimentados pela parte pura da comida; isso sustenta a vida da pessoa, e as substâncias impuras que são desnecessárias são expelidas. E acerca desse processo dizemos na bênção *Asher iatzar* (que formou) o seguinte: *Umaflí Iassot* (e o faz maravilhosamente), que significa que o Sagrado, abençoado Seja, dotou o ser humano com a natureza de selecionar a parte boa da comida, e cada membro seleciona para si o alimento que lhe é adequado e rejeita o lixo, lançando-o para fora do corpo; pois, se o lixo permanecesse no corpo, causaria muitas doenças, Deus nos livre. Portanto, a boa saúde do corpo depende da digestão da comida; se ela é facilmente digerível, a pessoa fica saudável e vigorosa, mas, se o sistema digestivo não funciona direito, a pessoa fica fraca, e isso pode ocasionar um estado de saúde perigoso, Deus nos livre.

3. A comida pode ser digerida quando não é ingerida em grande quantidade e é de fácil digestão. Quando a pessoa come demais e seu estômago fica cheio, a digestão é difícil porque o estômago não pode expandir-se e contrair-se apropriadamente e triturar a comida, como é necessário; assim como no caso do fogo, se for colocada muita lenha, ele não queimará direito, assim é o caso com a comida no estômago. Portanto, a pessoa que queira preservar seu bem-estar deve adotar métodos mais felizes, não comendo nem demais nem de menos, dependendo da natureza de seu corpo. A maior parte das moléstias que afligem o ser humano sobrevem ou da ingestão de alimentos prejudiciais ou de se comer demais, mesmo alimentos saudáveis. Salomão sabiamente se refere a isso (Provérbios 21:23):

Aquele que guarda sua boca e sua língua mantém sua vida livre de confusões"; isso se refere à pessoa que guarda a sua boca de comer alimentos prejudiciais e de gula e guarda sua língua de falar, exceto o que seja indispensável às suas necessidades diárias. Certo sábio disse: "Aquele que come um pouco de alimentos nocivos não é tão prejudicado quanto aquele que come em excesso comidas saudáveis.

4. Quando a pessoa é jovem, seu sistema digestivo é forte; portanto, ela tem mais necessidade de refeições regulares do que a pessoa de meia-idade. A pessoa idosa, por causa de sua fraqueza, precisa de comidas leves, em pouca quantidade e ricas em qualidade para sustentar sua vitalidade.

5. Em dias quentes o sistema digestivo fica fraco por causa do calor e, portanto, menos comida deve ser consumida do que em dias frios. Os médicos têm sugerido que no verão a pessoa coma somente dois terços do que come no inverno.

6. Uma regra conhecida da ciência médica é a de que, antes de comer, a pessoa deve fazer algum exercício, andando ou trabalhando, até que seu corpo se aqueça, e depois disso, comer. E em relação a isso está escrito (Gênesis 3:19): "Com o suor de seu rosto comerá o pão." E também (Provérbios 31:27): "E o pão da indolência ela não comerá." A pessoa deve afrouxar o cinto antes de comer (para aqueles que gostam de *notarikon*, a referência a isso se encontra no verso (Gênesis 18:5): As letras da palavra "cinto" (em hebraico), lidas ao contrário, são as iniciais de "para que não contraia uma dor nas tripas"); e enquanto se estiver comendo, deve-se estar sentado ou reclinado sobre o lado esquerdo; e após a refeição não se deve fazer muitos movimentos, para que a comida não alcance o estômago antes de estar preparada, danificando-o. Deve-se caminhar um pouco e então descansar, mas não se deve caminhar muito ou se cansar demais após uma refeição, nem se deve tirar um cochilo imediatamente após a refeição, antes de pelo menos duas horas, para que os gases não possam penetrar no cérebro e machucá-lo. Imediatamente após uma refeição não é bom tomar banho, tirar sangue ou manter relações sexuais.

KAR/CHAM – ALIMENTOS FRIOS/QUENTES

7. As pessoas diferem quanto ao temperamento: algumas têm o temperamento esquentado, algumas frio, e outras, médio. As comidas também diferem em relação ao calor que geram, e aquele que é médio deve comer comidas médias. Mas aqueles que não são médios devem ingerir alimentos que são ligeiramente o reverso de seu temperamento. Aquele que tem o temperamento esquentado não deve comer comidas quentes, como temperos e especiarias, mas sim alimentos que são frios e algo fermentados, e aquele cujo temperamento é frio deve comer alimentos um pouco quentes. A comida, da mesma forma, deve ser preparada segundo a estação do ano e o lugar; no verão devem-se comer comidas frias, como, por exemplo, a carne de carneiros macios, bodes e frangos, e também um pouco de comidas fermentadas, mas no inverno deve-se comer comidas que gerem calor. Num clima frio, deve-se comer comidas quentes, mas, num clima quente, comidas frias.

INTEGRAL

8. Uma comida média é o pão, mas não o tipo feito de farinha refinada, porque a farinha refinada leva mais tempo para ser digerida, mas deve conter algum tipo de farelo, deve ser moderadamente fermentado, salgado e assado num forno; os outros tipos de comida feitas de trigo não são bons. O melhor tipo de carne é a de carneiro, de um ano de idade e de filhotes ainda não desmamados, mas os intestinos e a cabeça não são bons. Bodes, vacas velhas e queijo velho são comidas pesadas e ruins. A carne de ave é mais facilmente digerível que a carne de gado, e a melhor dentre as carnes de aves é a de galinha. Os médicos dizem, entretanto, que a comida à qual a pessoa está acostumada nunca lhe é prejudicial, mesmo que seja ruim, porque o hábito se torna uma segunda natureza, a não ser que seja comida em excesso.

9. A pessoa deve comer apenas quando sente um desejo natural por comida e não um desejo indulgente. Um desejo natural por comida ocorre quando o estômago está vazio, e um desejo indulgente é ter saudade de um tipo particular de comida. Em geral, uma pessoa saudável, forte, deve comer duas vezes por dia, e os fracos e idosos devem comer pequenas porções de cada vez, várias vezes durante o dia, porque comer demais de uma só vez enfraquece o estômago. Quem quiser preservar sua condição física não deve comer antes que o estômago esteja livre da comida anterior. O tempo de digestão da comida para pessoas que comem moderadamente e fazem exercícios moderados é de seis horas. É melhor omitir uma refeição durante a semana, de modo que o estômago possa descansar, fortalecendo assim sua capacidade de digestão. E parece que esta omissão deveria se dar na sexta-feira.

10. É aconselhável que a pessoa se acostume a tomar café da manhã.

11. Se a pessoa quiser comer vários tipos de alimentos em uma só refeição, deve comer primeiro os alimentos que possuem qualidades laxativas, mas não deve misturá-los com outro alimento. Deve-se esperar um pouco entre os dois tipos de comida. Deve-se, da mesma forma, comer primeiro as comidas de fácil digestão: por exemplo, a carne de aves deve ser comida antes da carne de gado, e a carne de gado pequeno antes da carne de gado grande. Alimentos que possam criar constipação intestinal devem ser ingeridos logo após a refeição e não em grande quantidade.

MASTIGAÇÃO

12. Uma vez que o processo digestivo começa com a trituração dos alimentos pelos dentes e sua mistura com a saliva, não se deve engolir a comida antes de mastigá-la bem, porque senão se sobrecarrega o estômago e dificulta-se a digestão.

COMIDA DE ACORDO COM O CLIMA

13. Foi afirmado anteriormente (7) que as pessoas diferem quanto ao temperamento e que, portanto, cada um devia, sob orientação médica, escolher os alimentos segundo seu temperamento, o clima e a estação. Em geral, os cientistas médicos antigos dividiam os alimentos em várias classificações. Algumas comidas são extremamente prejudiciais e é aconselhável não comê-las nunca, como, por exemplo, peixes grandes salgados rançosos, queijos salgados rançosos, cogumelos e trufas, carnes salgadas rançosas, vinho fresco, comidas cozidas que perderam seu sabor ou qualquer tipo de alimento que tenha um cheiro ruim ou um sabor amargo; todas estas são um veneno mortal para o corpo. Há também outro tipo de alimentos que é prejudicial, embora não seja tão ruim quanto os anteriores; portanto, deve-se comer pouco deles e só em raras ocasiões. A pessoa não deve acostumar-se a comê-los como parte frequente de sua dieta e nem mesmo comer um pouco a cada refeição. Eles são: peixes grandes, queijo, leite extraído do animal há menos de 24 horas, carne de bois e bodes grandes, pão de cevadinha, pão não levedado, repolho, alho-poró, cebola, alho, mostarda e rabanete; todos estes são perniciosos e a pessoa deve comer muito pouco deles no inverno, mas no verão devem ser inteiramente evitados.

ALIMENTOS PERNICIOSOS

14. Há outros tipos de alimentos que são perniciosos, porém menos que os anteriores. São os seguintes: aves aquáticas, pombos pequenos e jovens, tâmaras, pão sovado em óleo e farinha refinada que tenha sido tão peneirada a ponto de o odor do farelo ter desaparecido. Não se deve comer muito destes alimentos.

15. A pessoa deve se abster de comer frutas das árvores e não se deve comer muito delas mesmo quando secas, muito menos quando ainda não estejam totalmente amadurecidas no pé, pois são como adagas para o corpo. Alfarrobas são sempre perniciosas. Frutas em conserva são ruins e deve-se comer muito pouco delas durante o verão ou em climas quentes. Figos, uvas, amêndoas e romãs são sempre saudáveis, tanto frescos quanto secos, e pode-se comer deles a contento. Ainda assim tais frutas não devem ser incluídas na dieta diária, embora sejam as mais saudáveis.

16. Em relação a bebidas, a água é a bebida natural para a pessoa e é saudável. Se a água é limpa e pura, ela ajuda a preservar a umidade do corpo e apressa a expulsão de dejetos. Deve-se escolher água fresca porque ela satisfaz a sede e favorece a digestão mais do que a água que não está fria. Porém, a água não deve ser gelada demais, porque diminui o calor natural do corpo. Especialmente quando a pessoa está muito cansada e abatida, deve tomar cuidado para não tomar água gelada demais, porque a gordura do coração nessas horas está quente e pode se dissolver, e a água fria pode causar tanto mal que pode ser fatal, Deus nos livre! Embora a água seja boa para a saúde, não deve ser bebida em excesso. Não se deve beber água antes das refeições, porque quando o estômago esfria não consegue digerir a comida direito. Só um pouco de água misturada com vinho deve ser consumida durante as refeições e somente quando a comida começa a ser digerida é que se pode beber uma quantidade moderada de água. Não se deve beber água após o uso da casa de banhos, para que o fígado não esfrie, e certamente a pessoa deve se abster de beber água enquanto estiver na casa de banhos. Não se deve beber água logo após se haver mantido relações sexuais, porque o calor natural do corpo fica então enfraquecido e isso pode causar uma paralisia dos membros.

17. O vinho preserva o calor natural do corpo, melhora a digestão, ajuda na eliminação de dejetos e é bom para a saúde, desde que consumido moderadamente. A pessoa que sofre de dores de cabeça deve se abster de tomar vinho, porque este enche a cabeça de gases e pode agravar esta condição. O vinho é bom para os idosos, mas prejudicial para os jovens, porque aumenta o calor do corpo e é como jogar combustível no fogo. É aconselhável que a pessoa se abstenha de vinho até os 21 anos. Um pouco de vinho deve ser bebido antes da comida, para abrir os intestinos. Não se deve tomar vinho quando se está com fome, ou depois do banho, ou quando se está transpirando, ou quando se está cansado ou abatido. O vinho deve ser tomado com moderação durante as refeições.

QUANDO COMER

18. A pessoa deve comer apenas quando está com fome, beber quando tiver sede e não deve negligenciar o chamado da natureza nem por um momento. Uma pessoa só deve começar a consumir alimentos depois de certificar-se de que não tem urgência de purgar.

19. A pessoa deve tentar manter seus intestinos sempre soltos, uma regra principal de higiene, pois quando os intestinos estão constipados ou atuam com dificuldade, podem advir doenças sérias. Assim, quando a pessoa observar que seus intestinos não estão funcionando apropriadamente, deve consultar um médico.

20. Atividade moderada é bom para a saúde física, mas atividade excessiva, bem como ociosidade, é prejudicial ao corpo. No clima quente um pouco de exercício é suficiente, mas no clima frio é preciso um pouco mais. Uma pessoa gorda precisa de mais exercícios que uma pessoa esbelta.

PSICOSSOMATIZAÇÃO

21. Quem desejar preservar sua saúde deve aprender sobre suas reações psicológicas e como controlá-las: alegria, preocupação, raiva e medo são reações psicológicas. A pessoa sábia deve estar sempre satisfeita com seu quinhão durante o tempo de sua vã existência e não deve se doer por um mundo que não lhe pertence. Não se deve procurar por grandes luxos e deve-se estar de bom humor e moderadamente alegre todo o tempo, porque estas características ajudam a aumentar o calor natural do corpo, digerir a comida, eliminar o material supérfluo, fortalecer a visão e outras faculdades e fortalecer o poder de raciocínio. Porém, não se deve estimular o prazer de viver através da comida ou da bebida, como o fazem os tolos, pela razão de que, através de alegria excessiva, o calor do coração se difunde por todo o corpo e o calor natural do coração é esfriado, e isso pode resultar numa morte súbita. Isso pode acontecer especialmente com pessoas gordas, porque o calor natural de seus corpos é pequeno, suas artérias são estreitas e a circulação do sangue, que é a principal causa do calor, é vagarosa. A tristeza, que é o reverso da alegria, é igualmente prejudicial, porque esfria o corpo e o calor natural se centraliza no coração, condição que pode causar a morte. A raiva agita o calor do corpo, de modo que produz um tipo de febre. O medo causa o esfriamento do corpo, e assim acontece de a pessoa com medo começar a tremer e, quando o esfriamento aumenta, pode causar a morte. E a pessoa deve ter cuidado em não comer quando estiver zangada, com medo ou preocupada, mas sim comer somente quando estiver moderadamente alegre.

SONO E ALIMENTAÇÃO

22. Dormir moderadamente é bom para o bem-estar físico, porque ajuda a digerir a comida e descansa os sentidos; e, se a pessoa não consegue adormecer por causa de uma doença, deve comer alimentos que estimulem o sono. Dormir demais, entretanto, é prejudicial, porque aumenta os gases que sobem da barriga e causam sérias dores ao corpo. Assim como a pessoa deve cuidar para não dormir imediatamente depois de comer, deve cuidar para não ir dormir com fome, porque, quando não há comida no organismo, o calor natural trabalha o material supérfluo produzindo gases que entram na cabeça. Ao dormir, a cabeça deve estar sempre mais alta do que o resto do corpo, porque isso ajudará a comida a descer do estômago e diminuirá os gases que sobem à cabeça. O sono natural é aquele da noite; dormir durante o dia é danoso e é bom somente para quem está acostumado.

23. O modo apropriado de se lavar é tomar um banho regularmente toda semana. A pessoa não deve entrar na casa de banhos nem quando está com fome nem quando está cheia, mas sim quando a comida começa a ser digerida. Deve-se lavar o corpo com água quente, depois com água tépida, então com uma água alguns graus mais fria e finalmente com água fria. Ao sair da casa de banhos, a pessoa deve se vestir e cobrir bem a cabeça, evitando desta forma apanhar um resfriado; é necessário tomar esta precaução até mesmo no verão. Não se deve comer imediatamente após sair da casa de banhos, mas deve-se esperar até que se recupere a compostura física e mental e se permita que o calor arrefeça para, então, comer. Se a pessoa pode tirar uma soneca depois de sair da casa de banhos, antes da refeição, tanto melhor.

POLUIÇÃO

24. A pessoa deve fazer o possível para morar onde o ar é puro e limpo, num local mais elevado, numa casa de amplas proporções. Se possível, não se deve morar numa casa que tenha aberturas para o norte ou para o leste, ou que tenha material em decomposição ao seu redor. É muito aconselhável purificar continuamente o ar da casa com substâncias fragrantes e fumigação apropriada.

25. O melhor ar para o bem-estar físico é o de temperatura média, nem muito quente nem muito frio. Portanto, devem-se tomar precauções para não aquecer em demasia a casa no inverno, como muitas pessoas insensatas fazem, porque o excesso de calor ocasiona muitas doenças, que Deus nos livre. A casa deve ser aquecida o suficiente para que o frio não seja sentido, mas não deve ficar muito quente.

SAÚDE VISUAL

26. De modo a preservar a visão, a pessoa deve se prevenir contra o seguinte: não entrar de repente num lugar bem iluminado saindo de um lugar escuro. Deve-se primeiro abrir a porta do cômodo bem iluminado ligeiramente e olhar para aquela luz fraca por um momento, e então abri-la mais um pouco e finalmente abri-la de todo. Devem-se tomar as mesmas precauções quando se passa de um lugar bem iluminado para um escuro. A mudança de luz para escuridão e de escuridão para luz, sem um meio-termo, é prejudicial à visão. Assim, o Sagrado, abençoado Seja, criou em Sua misericórdia o mundo de tal forma que o sol começa a brilhar sobre a terra gradualmente, não de uma vez só, e começa a desaparecer também gradualmente. Por isso dizemos a bênção *Hameir la'aretz veladarim aleha be'rachamin* (que em misericórdia deu luz à Terra e a todos os que vivessem nela desde então); o que significa que, em Sua misericórdia, Deus nos dá a luz gradualmente e não de uma só vez. A luz que é refletida pela luz do sol, quer dizer, quando a luz do sol bate em algum lugar e de lá a luz é refletida, é muito prejudicial aos olhos. Por isso não se deve morar numa casa que dê para o norte somente, porque o sol nunca brilha do norte, e qualquer luz que haja nesta casa é obtida somente por reflexo. Mesmo que as janelas abram para o leste, sul ou oeste, mas o céu aberto não possa ser visto através delas por serem obstruídas por muros altos, a luz que penetra por elas é igualmente um reflexo. Não se deve escrever, ler ou fazer qualquer trabalho delicado à luz do crepúsculo, nem à luz do meio-dia, quando o sol brilha ao máximo. Também não se deve escrever ou ler uma letra muito pequena ou fazer qualquer trabalho delicado à luz de velas à

noite. Fitar a cor branca também machuca os olhos; por isso a cor do céu é azul e não branca, para que não fira os olhos. Fitar o vermelho vivo ou o fogo também é prejudicial. Fumaça, cheiros sulfurosos, poeira fina e vento forte no rosto, caminhar rápido demais ou em demasia e chorar em excesso são prejudiciais aos olhos, pois está escrito (Lamentações de Jeremias 2:11): "Meus olhos falham cheios de lágrimas." O mais prejudicial de todos é a copulação excessiva, porém "O preceito de Deus é puro, ilumina os olhos" (Salmos 19:9).

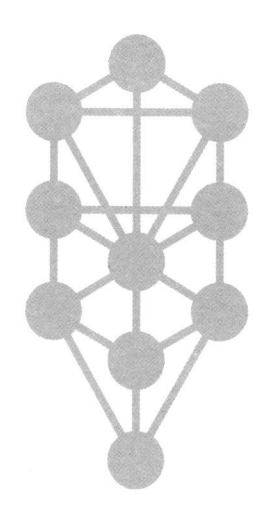

VI.

O GRANDE BANQUETE –
O SUSTENTO

Alimentação e sustento são palavras inseparáveis. Comumente entendemos o sustento apenas como relativo ao suprimento de energia alimentar. O que tentamos refletir neste livro é o conceito amplo de recebimento, por meio do qual nos conectamos à vida e sua vitalidade. Absorver toda sorte de nutrientes e transformá-los em nosso próprio corpo representa uma alquimia e uma sabedoria que está integrada à rede da vida e ao universo como um todo.

A alimentação representa a área mais importante de cuidado dos seres vivos para consigo mesmos. O ar lhes é dado automaticamente e sua estrutura genética também é um padrão sobre o qual não têm nenhuma influência direta. É na alimentação e nas escolhas acerca dela que encontramos a ocupação universal dos seres vivos. Caçamos, colhemos e produzimos para permitir-nos a existência, e nesse ato de sustento somos parceiros da Criação e de tudo que herdamos da vida.

Olhamos o conceito de sustento como sendo tudo aquilo que "mata fomes", não só no sentido alimentar. E cada um deve ter sua fome regulada por sua capacidade real de absorver e conter em si. Vivemos tentando regular nossa fome e nosso apetite para que sejam instrumentos de saúde, equilíbrio e prazer. Lembremos que o prazer advém apenas dessa perfeita regulagem. Comida em demasia, sexo em demasia, informação em demasia, assim como devoção em demasia transformam abundância em excesso, levando ao fastio e à náusea. Este enjoo e mal-estar estão sempre associados ao ônus da obesidade. Da comida que se transforma de saúde em indisposição e de prazer em sofrimento.

Uma incrível descrição desta correlação entre alimentação, sustento e fome nos é apresentada pelo cabalista Rabi Natan[56] ao abordar a questão do maná no deserto. Recordemos que o maná era o alimento dado diretamente por Deus e que sustentou o povo hebreu logo após seu êxodo do Egito. Sua abordagem aponta para o fato de que estas porções eram dadas diariamente e muito bem reguladas. Ele nos diz:

> ... O sustento de uma pessoa pode ser simbolizado pela ideia do maná. Em seu sentido mais profundo o maná (sustento) deriva das esferas celestes mais ocultas: "E eles não sabiam o que era" (Êxodo 16:15). O maná (sustento) representa sempre um terrível teste aos seres humanos, em que são obrigados a passar pelo centro dos "locais imundos". Simplesmente pelo fato de que o sustento diário de uma pessoa – seu maná – vem de uma fonte tão recôndita e exaltada, no instante em que tal pessoa penetra neste mundo material a luz da qual deriva se torna imediatamente oculta. Pois esta luz não pode ser apreendida de forma racional, só pela fé. Portanto, no momento em que o maná veio dos céus para sustento de um dia, tornou-se muito difícil para o povo acreditar que também viria no dia seguinte. Esta dúvida constantemente assalta os corações. E porque não acreditavam que o "maná" viria no dia seguinte, muitos

---

[56] Discípulo do Rabi Nachman de Bratslav, revelou segredos de seu mestre em *Likutei Halachot*.

do povo resolveram armazenar parte do seu maná para o dia seguinte, e "encheu-se de vermes e putrefez-se diante de seus olhos". A grande verdade é que o maná (sustento) de cada dia só pode servir para este dia.[57]

O Rabi Natan nos fala desta fome que se desregula com a falta de fé. Para ele, a fé se traduz como confiança ou certeza na cadeia do recebimento. Tal como o mar da Galileia, que libera suas águas de forma incondicional porque confia que terá suas águas repostas pelo degelo no final do inverno. A nova água que virá será uma água mais pura, gélida e cristalina porque se renovou nos ciclos da vida. Diferente daquilo que se represa e quer conter-se, essa água não apodrece e não se torna amarga.

Não há como estabelecer uma boa dieta sem que regulemos também nossa relação com o sustento. A preocupação demasiada com o sustento tem como reflexo a falta de confiança. E quem não confia, retém; e quem retém, engorda; e quem engorda, desarmoniza a vida. Por essa razão, o olhar que temos para a rede alimentar da vida implica recebimentos muito diferenciados.

Cada um de nós tem um potencial de receber e dar que é único e que nos encaixa na rede de trocas que é a vida. Se nos preocuparmos ou duvidarmos do maná de amanhã, aquele que recebemos hoje fica comprometido. A qualidade e o nutriente da vida dependem desta entrega que é parte do receber, da Cabala.

O sustento de amanhã só virá se, em vez de investirmos em garantias, estivermos em contato com as nossas fomes. O maná de amanhã depende de que a fome hoje seja verdadeira, pois se não for, o maná do dia seguinte não estará garantido. Você pode

---

[57] *Likutim*, p. 200.

até conseguir o sustento material em si, mas terá perdido o direito à sua fé e a possibilidade de viver em paz. E a fome, mesmo que saciada, se transformará em sofrimento, marcada pela insegurança. Cada garfada no alimento corresponde a uma dúvida para o sustento: "Do que vou viver amanhã?" Isto é válido tanto na relação do indivíduo para com a sociedade quanto na atitude coletiva para com o ecossistema.

A fome é, portanto, insaciável quando não é fome verdadeira, quando desconhece as verdadeiras necessidades. Antes de iniciar o banquete da vida, vale a pena perguntar-nos sobre nossa verdadeira fome. Até porque para a verdadeira fome nunca haverá de faltar alimento – "Aqueles que buscam o Eterno, a eles nada há de faltar" (Salmos 34:11).

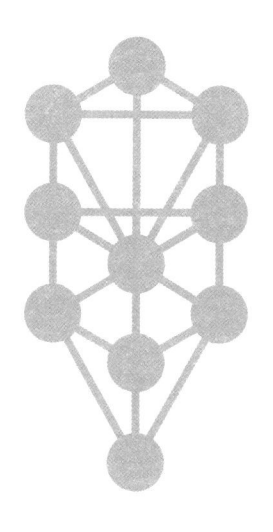

VII.
O GRANDE BANQUETE – SAÚDE

Para o povo da oralidade, não poderia haver forma mais adequada para descrever "a vida após a morte", ou como é conhecido, O Mundo Vindouro, a não ser através da imagem de um banquete, o Banquete Supremo. Segundo a tradição judaica, no "mundo vindouro" (no *Olam Ha-ba*) os justos (*tsadikim*) estarão participando deste banquete, cada qual de acordo com sua capacidade. Estarão sentados mais próximos da cabeceira aqueles que melhor se aplicaram na vida, local onde fica o grande trono, onde se senta o Sagrado Glutão, Abençoado Seja. Não há nesta designação nenhuma irreverência, apenas o reconhecimento da existência de nutrientes e apetites sagrados que regem o universo. Estes aspectos especulativos sobre o "mundo vindouro" utilizando a simbologia de mesas postas e banquetes parece ser uma estratégia bastante profunda para tratar do desconhecido. Ou seja, especulamos sobre a morte para entender melhor a vida.

 Tentamos com este livro entender a dieta como uma sintonia com a vida. O funcionamento de nosso aparelho digestivo, que se inicia (e na verdade não se inicia) na chuva que cai sobre os campos e termina (e na verdade não termina) na consciência que o universo ganha sobre si por meio de nós, não pode ser dissociado do grande fluxo de trocas entre tudo que existe. É quando ocorre esta dissociação que engordamos e que tudo engorda em processos de desequilíbrio.

Neste sentido mais amplo o mundo vindouro não é uma ruptura com a vida. O mundo vindouro só é uma ruptura se comermos e participarmos do banquete da vida, da mesa posta, dissociados da estrutura maior da vida e optarmos pela prática do acúmulo. Esse reter e armazenar próprio da desconfiança revela o quanto nos afastamos da vida e nos fizemos um fim em nós mesmos. Passamos então a comer para nós e não para a vida, e vamos deformando nossa essência em flacidez e lipídeos.

Essa ruptura com a vida não é uma referência a qualquer forma de punição, purgatório ou inferno. Estamos falando não de outro mundo, mas do mundo daqui, de nossa realidade. Nossa melhor imagem de inferno não é aquela que especulamos sobre mundos imaginários, mas aquela que experimentamos durante nosso cotidiano quando nos desvinculamos de situações e relações e conhecemos o vazio e a solidão. Esse são os "infernos" mais impressionantes. Está na hora de despertarmos: o Grande Banquete já começou! Talvez nunca tenha cessado este *buffet* interminável do *Grande Chef de Cuisine* que cuida e organiza os mínimos detalhes, desde o *cocktail* até o *tour de force* e a *dessert*.

Poderíamos nos questionar: faremos no mundo vindouro o mesmo que fazemos aqui neste mundo? A verdade é que sim. Se fizermos e vivermos o banquete corretamente não haverá ruptura alguma e encontraremos sempre alguma forma de continuidade. Os rabinos buscaram justamente enfatizar isso. Neste mundo-do-porvir, as pessoas não só banqueteiam, mas também estudam. Não que estarão concretamente comendo comida ou estudando ciências, mas se nutrindo e se entendendo melhor. Não que tenham talheres ou livros, mas ainda assim estarão se servindo e ainda preservando e transmitindo. Não que haja restaurantes e academias, mas ainda assim haverá ordem e possibilidades.

Assim nos é explicado no trabalho "Kedushat Ha-Lev" (Likutim, p. 288):

Não devemos esperar de um indivíduo comum que tenha pensamentos sagrados enquanto come. Para ele, a refeição no mundo vindouro será uma refeição real consistindo dos mais finos e elaborados quitutes e vinhos. Mas os justos, os *tsadikim*, que neste mundo encontram prazer não na comida propriamente dita, mas em seus pensamentos sagrados durante a alimentação, serão recompensados com uma festa que consiste dos divinos mistérios que então suas almas poderão compreender em plenitude e sem obstáculos.

Os justos, já neste mundo, se alimentam de uma energia que não tem a ver apenas com o poder nutritivo material, mas sim de uma troca total, ideal. Para eles que representam um pouco de cada um de nós, o nosso *tsadik* interno, não há ruptura nesta mudança de mundos.

Exatamente porque não há ruptura alguma que os rabinos alertam: "Preste atenção aqui e agora." O banquete está em prosseguimento, não fique esperando pela sobremesa – tudo é reposto constantemente, até mesmo aquela torta de chocolate cobiçada que parece tão absolutamente finita. Aqui neste mundo, o grande banquete é a saúde, a Grande Saúde que abordamos neste livro.

O processo de vida é maior do que compreendemos, e se soubermos manter seus "mandamentos", então esses horizontes marcados pelas limitações da finitude se ampliam. Lemos em Deuteronômio 11:13-17:

E se obedecerdes aos meus preceitos e souberdes amar ao Eterno, vosso Deus, e servi-lo com todo o vosso coração e com toda a vossa alma, então darei a chuva à vossa terra a seu tempo, a chuva temporã e a chuva serôdia; e colhereis vosso grão, e vosso mosto, e vosso azeite. E darei erva no vosso campo, para vossos animais; e comereis e vos fartareis. Guardai-vos, não suceda que o vosso coração vos seduza e vos desvieis, e sirvais outros deuses, e vos prostreis diante deles. Então se acenderá o furor do Eterno contra vós, e fechará os céus, e não mais haverá chuva; e a terra não dará mais o seu produto e perecereis rapidamente na boa terra que o Eterno vos dá.

A VIDA É UMA GRANDE DIETA. Poderíamos sintetizar dizendo: "No início era a boca!" A mesma boca que promove da troca contínua do universo consigo mesmo e o nutre. Feito um pensamento-alimento ou tal qual o pensamento de algum Justo Absoluto *(Tsadik)*. Comendo, comendo e comendo... Porém, não apenas comendo!

Impressão e Acabamento
EDITORA JPA LTDA.